推荐语

这是一本翔实严谨的科学著作，本书作者用一种人文关怀的视角，整合医学、心理学、社会、文化多个领域的理论和方法，可以帮助社会工作者、临床心理工作者和医务工作者更好地对抗各种生理和心理疾病。

——林平光　中国社会工作联合会副秘书长、
心理健康工作委员会副主任兼总干事

《心身医学临床指南》综合运用精神分析、认知行为治疗等心理疗法及药物治疗，成功地跨越临床各科与精神心理科，实践了生理－心理－社会模式。这是一本适用于临床医生、临床心理学家的具有实践指导价值的心身医学专业著作。作者布鲁姆菲尔德教授是纽约大学精神科医师、教授、私人开业精神分析师，有五十多年的专业及实践经历，他的著作对临床医学及心理学工作者的价值不言而喻。

——徐勇　上海交通大学附属上海精神卫生中心
临床心理学家、精神医学副教授

心身医学作为精神病学的一门亚专业学科，与综合医院其他临床各科有密切联系。随着"生物－心理－社会"医学模式的确立，对疾病和健康的认识进一步深化，表现为多层次和全面性。"心""身"疾病相互影响，临床各科医护人员掌握心身医学的基本知识对专业工作会大有裨益。《心身医学临床指南》涵盖了多种内外科疾病精神治疗和心理照护的方法，不仅为精神科专业人员提供心身医学的专业知识和实践指南，临床各科医护人员阅读本书，还有利于与精神卫生专业或心身医学专业医师协作，共同处理相关的临床问题。医学生阅读本书也有助于拓宽视野。

——王清勇　中国科学院大学深圳医院博士、
神经内科主任

美国精神分析和动力性心身医学学会前主席及美国精神医学协会前发言人布鲁姆菲尔德教授撰写、威科出版社出版发行的《心身医学临床指南》，是一本对临床各科医生及患者有着很大帮助的心身医学口袋书，其中花了很大篇幅讨论医患关系，可以减少医患矛盾，增加疗效，提升医生诊疗水平。不仅对当下互联网医疗中的线上医患互动有所助益，对临床各科医生、护士、临床心理学家门诊、住院及社区健康服务中提升诊疗效果，减少医患冲突都有重要的价值。

——王航　好大夫在线 CEO

无论是临床医生或护士，还是心理治疗师或心理咨询师，对于认可生物－心理－社会医学模式理念的人而言，《心身医学临床指南》都是一本难得的书架上的必备读物。本书用平实的对话形式，讲述了躯体疾病及躯体症状障碍的心理治疗过程。作为该书中文主译顾亚亮先生的同学，我深知他所具有的精神科医生和心理治疗师的双重身份，使这本译著更具专业性和可读性。我强烈推荐这本书。

——李艳苓　天津大学心理健康中心临床总督导、
主任医师

心身医学
临床指南

Clinical guidelines of Psychosomatic Medicine

〔美〕迈克·布鲁姆菲尔德　玛利亚·蒂亚姆森－卡萨布　主编

顾亚亮　主译

（第2版）

河南科学技术出版社

·郑州·

出版声明

这一领域的知识和最佳实践在不断地进步，由于新的研究和临床实践在不断拓展，我们的知识因此在治疗和用药方面做出某些改变，也许是必要和适宜的。

建议读者核对本书所提供的有特色的操作方法，或者每种药品的生产厂商的最新产品信息，确认药物的推荐剂量、服用方法、时间及相关禁忌证。确定决定患者的最佳用药剂量和最佳治疗方法，以及采取适当的安全措施是经治医师的责任，这有赖于他们的个人经验和对每位患者的了解，在法律允许的范围内出版商、作者、译者对因此书所包含的资料相关而引起的任何个人损伤或财产损失，均不承担任何责任。

著作权登记号：豫著许可备字 -2019-A-0208

图书在版编目（CIP）数据

心身医学临床指南：第2版/（美）迈克·布鲁姆菲尔德，（美）玛利亚·蒂亚姆森-卡萨布主编；顾亚亮主译. —郑州：河南科学技术出版社，2020.4

ISBN 978-7-5349-9768-6

Ⅰ.①心… Ⅱ.①迈…②玛…③顾… Ⅲ.①心身医学 Ⅳ.①R395.1

中国版本图书馆CIP数据核字（2019）第297711号

出版发行：河南科学技术出版社
　　　　　地址：郑州市郑东新区祥盛街27号　　邮编：450016
　　　　　电话：（0371）65788613　65788629
　　　　　网址：www.hnstp.cn
策划编辑：李喜婷
责任编辑：马晓薇
责任校对：邓　为
封面设计：张　伟
责任印制：朱　飞
印　　刷：河南瑞之光印刷股份有限公司
经　　销：全国新华书店
开　　本：850 mm×1168 mm　1/32　印张：10.5　字数：160千字
版　　次：2020年4月第1版　2020年4月第1次印刷
定　　价：49.00元

如发现印、装质量问题，影响阅读，请与出版社联系并调换。

本书译者名单

主　译　顾亚亮
副主译　郑　直　李康映
译　者　（以姓氏笔画为序）
　　　　王雅元　孔令娜　史欣鹃
　　　　吕　京　刘文文　李康晖
　　　　周　枫　康　颖　谢　正

致那些教会我们的老师、学生和患者们。

特别感谢 Susan 和 Makhlouf 鼓励我们坚持完成本书。

我们愿把本书第 2 版献给我们所有的同事，是他们将精神科联络会诊变成一门亚专业，并将其传承给那些即将在心身医学领域开创一个新时代的精神科医生们。

《心身医学临床指南》作为精神病学实践指南系列丛书中的一本，包含了在内、外科工作的精神健康专业人员所需的基本知识和实践指导，是他们获取这些信息最宝贵的资源。本书涵盖了多种内、外科疾病，如心脏病、肾病、肿瘤、烧伤和创伤、内分泌和自身免疫性疾病、HIV/AIDS及其他疾病。本书还包括了一些关注躯体形式障碍、疼痛管理、剂量选择、医学环境下的物质滥用、死亡、临终及丧亲的章节。

该书采用对话的形式，简单易读，颇受大家欢迎。第2版包含了：
· 手术和器官移植的精神治疗
· 新增加的关注女性健康的特别章节
· 患者状况的简短描述
· 为方便读者今后的信息查阅，附录列出了每章涉及的重要网址
· 新设章节：灾难精神病学
· 其他

《心身医学临床指南》推荐序

作为一名在综合医院心理科工作的心身医学专家，我一直对心身问题、心身障碍和心身疾病等心身相关障碍没有受到医护人员和患者的重视而感到不安。

随着时代发展，高血压、糖尿病、抑郁症、睡眠障碍、性功能障碍等心身相关障碍日益增多；心身问题所导致的医患沟通困难、影响患者依从性问题愈加凸显；心身相关障碍者反复就医成为卫生经济负担增加，造成医疗资源浪费和紧张等问题亟待解决。与此不匹配的是临床各科医生对心身疾病局限于其生物学因素，对生理－心理－社会医疗模式缺乏了解，亟须从各种渠道学习心身医学知识、技能。

美国精神分析与心理动力性精神医学学会前主席 Blumenfield 教授与美国心身医学学会候任主席 Tiamson-Kassab 教授撰写的《心身医学临床指南》一书是一本较为全面介绍一种相对成熟的心身医学模式的心身医学专业书籍，在整合式心身医学方面处于前沿地位，广泛涉及精神医学、心理学、社会学、内科学、外科学、妇产科学，重视心身统一的整体观和系统观，关注心理、社会以及生物学因素与疾病发生发展的相互关系，尤其是心理、社会因素对健康和疾病的影响。此书不仅是一本心身医学科和临床心理科医生的随身手册，也可以帮助临床各科医生，尤其是全科以及社区医生快速提升在临床工作中心身治疗水平和整体化治疗理念。

这本书的主译顾亚亮医生和第一副主译郑直医生都是心身医学的中坚，他们领导翻译出版的这部译著，有助于在培养有心理知识的医生和有医学知识的心理师方面发挥重要作用，让更多的专业人士掌握心身诊疗技术和心身整合诊疗模式，给心身医学发展注入更多的有生力量。

袁勇贵

中华医学会心身医学分会　候任主任委员

东南大学附属中大医院　主任医师、博士生导师

内外相济，容畜心身

——《心身医学临床指南》推荐序

二人俱行，各遗其囊。鸿鹄失珠，无以为明。

——《焦氏易林·临之师》

非常高兴，收到老友亚亮的最新译作——这本《心身医学临床指南》。也很荣幸，能被邀请写序。

心身医学，是心理治疗最值得关注的领域。我和亚亮结识之时，中国心理治疗刚刚起步。当时这两个青年，就曾畅想过：心身医学，会成为一个心理治疗主要的方向。那是在北医三院的一个单位招待所，简陋的房间，拥挤的公交，秋天的夕阳伴随着若有若无的尘烟，此尘烟后来被称为雾霾。

那时候全国就那么一两个培训班，百把个心理治疗的学生，都会经常碰到。我们相信着迷于心理事业发展的烟花的火焰，我们坚信努力于改变医学历史沉重的留言，我们从未想过这可能只是自恋力比多的美丽的谎言。

转眼二十年岁月飘落，如北京香山的红叶，在心理咨询师大运动、大发展的壮丽火光照耀下，心身医学显得有点冷清，如同李清照的诗词，一朵小花开放在医疗话语的高墙下，冷月照鉴中微微颤抖。

我成了一个江湖医生，个人开业的小店中，经常遇到需要心身医学视角的情况。其他江湖派心理治疗师也遇到同样的情况。

比如，绝大部分惊恐障碍的案例，第一次就医，都是以为自己心脏病发作，会在急诊科、心内科治疗。

再比如，不少的抑郁障碍患者，在精神科就诊之前，已经在神经内科以睡眠障碍的形式，治疗了多年。

还有本书中提到的月经相关的身心问题，也是处理夫妻关系问题时候经常出现的，很多夫妻冲突的高峰，就是在女性月经前后，而丈夫往往丈二金刚摸不着经前期综合征的头脑，甚至有些女性自己也不知道月经期相关的身心自我关怀常识。阴道和月经，已经被她们家三代女人匆匆打发，百年之久。

至于本书中提到的"灾难精神病学"，则更是我们所有人需要掌握的常识。心理治疗在全社会弄到街知巷闻，关键事件就在于，2008 年汶川大地震时，央视报道了"十万心理咨询师们入驻汶川"。

但是好花不常开，好景不长在，恰恰由于缺乏灾难精神医学的相关常识，咨询师们好心办了坏事，"防火防盗防心理咨询"甚至流传，成了心理咨询师们抹不去的心理创伤。

本书的最后一章，有关死亡的处理，更是医院风险管理的重点所在。有不少医疗纠纷案例，仔细探索之下，就在于医生们自己对死亡习以为常，结果以对待下级医生的态度对待家属，导致了家属的创伤、愤怒和攻击，如果医生们能够学习一些心理安抚的基础技能，这些医疗纠纷是可以得到较好的管理的。

我有个朋友，在美国进修外科和急诊科后，感慨便是——"美国医生，其实硬技术不如中国医生，但是他们软技术厉害，就是会说话，说话软绵绵的，感动人，让人感觉有人性。我们没有接受过这方面训练。通知人家家属死亡，那硬邦邦的口气，就像早交班一样的。"

而心身医学的一些技术，便是这位外科医生在波士顿的寒冬中看到的美国魔法。

心身医学经历了精神分析、行为主义、多元整合三个历史阶段。在欧美医学的历史中，它经历了多个模型，如原始模型、希腊模型、笛卡尔模型、罗曼模型、生物医学模型、精神分析模型、整体模型等。（Ramos，2004）

在本书中，也特别提到了心理动力学对心身医学的影响。这对中国的大城市心理治疗师来说，应该是特别熟悉亲切的，因为在这些城市，精神分析是无可置疑的主流疗法。

在精神分析的数据库 PEP（*Psychoanlytic Electronic Publishing*）里，居然有 668 条和 Psychosomatic 相关的条目。

弗洛伊德本人，把我们今天心身医学研究的各种疾病，归类到真实神经症（actual neuroses）这个诊断条目下。（Hartocollis，2002）

他和众多学生和同事，构成了心身医学历史上，最早最美的一道风景线。(Weiner，1982).

精神分析早年群星闪烁时，荣格当然毫无疑问是夜空中最亮的那一颗，也许是因为他常向自性祈祷，拥有一颗透明的心灵和会流泪的眼睛。

他使用心身相连的技术——联想测量，来验证了弗洛伊德的理论，而受到了弗洛伊德的青睐，同时也帮助弗洛伊德，这个江湖诊所的野路子医生，自命不凡的民间科学家，领到了当时主流心理学和精神病学的入场券。

荣格的战友 Meier 甚至提出，荣格从一开始的时候就是以心身紧密相连的观点，看待心理 - 生理问题的，包括"原型"

这个概念，就是心物一元的概念，而并非纯粹的"心理"概念，然后荣格逐步地提出心身关系是一种"共时同步"的关系，随着卫礼贤带来了中国的《易经》、道教内丹经典，以及一个雷法修行者求雨故事，荣格派治疗外挂上了中国文化，易经的起卦观卦过程，被看作一种疗愈者和来访者的同步－共时关系，不仅仅是用于诊断，也用于治疗。（Meier，1963）

要当代西医医生们相信，自己在斗室里摆弄蓍草、祈请上天半个小时，得到一个卦象，然后一周内再花几个小时，反思这个卦象，病人的病情就可以得到缓解乃至疗愈，这简直是天方夜谭、痴人说梦。

所以这注定了荣格学派，只能退出医学的殿堂，退到医疗话语管辖权之外的江湖野山。

另外一边，弗洛伊德的继承者们，努力要在医学历史上留下沉重的一笔，努力要留守大型医院系统，但是他们也面临同样困境——被边缘化、被忽略。

精神分析师和精神科医生 Lichtman，在多年综合医院的会诊联络医学实践中就发现，两种心身医学模式的冲突，一个是"尽快搞定"模式的生物学模式的心身医学，另一个是精神分析模式的心身医学。前者追求效率，后者追求聆听、包容。Lichtman 发现，自己要结成同盟的对象，不再仅仅是其他科室医生和病人家属，而是整个医疗管理团队，医疗保险公司等，所以会诊联络医生，也要变成医疗管理咨询专家了。（Lichtman，2010）

流落江湖的后荣格派的分析师们，仍然对心身医学念念不忘，大概是实践中遇到了太多具有心身疾病的个案，尤其是荣格派的操作，容易激发各种心身症状。比如华人分析师 Shirley Ma，在她 2005 年的文章《"易经"与心身联结（*The I Ching and the psyche-body connection*）》中，就强调了内丹修行和易经，通过身体技术，完成了心身一体的自性化过程。并且提出，荣格心理学为这些神秘传统提供了心理学理解。荣格本人也发现，东亚的知识分子们，是通过阅读荣格的书而发现自己文化传统的价值的。（Ma，2005）

来自巴西圣保罗的荣格分析师 Ramos，似乎继承了他们国父葡萄牙王子佩德罗的独立自由精神，写作了一本书，名为《身体之心：心身问题的荣格取径（*The Psyche of the Body：A Jungian approach to psychosomatics*）》，书中提出，荣格早在尼采《查拉斯图特拉》研讨会中，就提出过无意识只能通过身体才被体验，而自性的外在表现便是身体。所以在荣格派的理念中，心身疾病的症状是在象征性地表达着自我 - 自性连接的失调，同时这种象征性表达也带来超越的可能，如果症状能够通过积极想象等扩充性技术超越性转化为其他系统的表达的话。（Ramos，2004)

Ramos 在圣保罗市，著名的圣保罗大教堂反思心身医学问题时，距离圣保罗 1 万公里外的旧金山，精神分析师、精神科医生 Grotstein，也在北滩街区的榛子街 666 号——圣彼得和圣保罗大教堂思索这个问题。虽然他的好朋友和好学生 Thomas Ogden 认为躯体形式障碍的人，是不适合精神分析的。

他在几乎引用所有当代的精神分析发展心理学理论后还提出，心和身在婴儿那里本来是一体，后来经由分裂和投射性认同它们分离，"心"被投射认同为主体，而"身"被投射认同为客体，而心身形成了相反相成的伴侣关系（odd couple）。（Grotstein，1997）

这让人不由想起，曾经在圣彼得和圣保罗教堂结婚的玛丽莲·梦露，和她的诸位伴侣们。

在心理治疗中，对很多有心身问题的来访者，第一步是"用心呵护自己的肉体"，包括按摩、抚摸自己身体，疗愈身体疾病，强健身体，去办理健身卡下载 Keep 等健身 app。

这时候，用"心"的心，被投射认同为慈爱母亲，而"肉体"，则被投射认同为等待被抚触的婴儿。逐渐地发展到青春期的任务——能够自由自在地自慰，在自己心身之中建立起灵肉合一的伴侣关系。这种关系再投射认同到外在伴侣关系中。和自己的新郎，走入圣殿，在春日的阳光下，披着洁白的婚纱，在教堂的台阶前，摆拍各种性魅力的芬芳。（Grotstein，1997）

心身合一的观点，在中国医学系统中，大概不会像欧美医学那么困难重重。基本上不需要医生们绞尽脑汁，长篇阔论地说服同行。中医废除说每次在社会上热议一通之后，中医就会再兴旺一点点。归根结底，就是中医本身的性质就是整合了哲学、心理、生理、宗教、政治的一种文化医学。

比如清朝的刘一明，他既是道士，又是医生，同时是个诗人、文艺评论家和政治研究者，在他的著作《孔易阐真》中，他借用儒家《易经》的师卦的"君子以容民畜众"，他如此阐述其心身医学观点——

首先他说"师者，以一而帅众也。上坤地，下坎水，……以一地而容众水，以众水而润一地，此师之象也。"这一段是《易经》常见的象数诠释，从自然万物秩序扩展到社会政治秩序，也不是非常稀奇，但是刘一明大师接下来笔锋一转，开始论述心身医学原则了——

"君子有见于此，知人之身，如邦国也，人之心，如君也。

身中之精神性情气，如民也。性中之仁义礼智信，如众也。此民此众，为人生之本，不可不保息之。以是容民，以固根本。畜众以御外患焉。然必先容民者，先治内也；后畜众者，后治外也。"

最后，他又从心身治疗原则，总结出心性超越的哲理，"治内以御外，治外以安内，内外相济，纵横逆顺，无不遂心。"

中国心身医学发展的几十年，中医在其中的地位也是非常显著的，相信随着新一代医生们的加入，我们的事业会有更加辉煌的未来，这当然也要求我们这一批老家伙，能够具有教思无穷，容包无疆的精神，从本书的翻译这一类工作开始。

李孟潮

精神科医生，个人执业

参考文献

［1］Hartocollis, P.(2002). 'Actual Neurosis' and Psychosomatic Medicine. Int.J.Psycho－Anal.,83(6):1361－1373.

［2］Grotstein, J.S. (1997). "Mens Sane in Corpore Sano": The Mind and Body as an "Odd Couple" and as an Oddly Coupled Unity.Psychoanal. Inq., 17:204－222.

［3］Lichtman, C.(2010).Psychosomatic Medicine : A Psychoanalyst's Journey Through a Somatic World.Psychoanal.Inq., 30(5):380－389.

［4］Meier, C.A. (1963). Psychosomatic Medicine from the Jungian Point of View1. J. Anal. Psychol., 8:103－121.

［5］Ma, S.S. (2005). The I Ching and the psyche－body connection. J. Anal. Psychol., 50:237－250.

［6］Ramos,G.D. (2004). The Psyche of the Body:A Jungian approach to psychosomatics. New York: Brunner—Routledge.

[7] Sidoli, M. (1993). When The Meaning Gets Lost In The Body. J. Anal. Psychol., 38:175—190.

[8] Sidoli, M. (2000).When the Body Speaks :The archetypes in the body. New York: Brunner—Routledge.

[9] Weiner, H.(1982).Contributions of Psychoanalysis to Psychosomatic Medicine.J.Am.Acad.Psychoanal.Dyn.Psychiatr.,10(1):27—46.

《心身医学临床指南》译者序

我与本书作者布鲁姆·菲尔德教授相识十年，他是对我影响深远的导师之一。

和布鲁姆·菲尔德教授相识之初，我就知他在学术界的地位之高，去美国访问之后才知他的身份比我意识到的更加重要。这种地位并不是一种权力，而是一种一览众山小的专业造诣。作为美国精神分析与动力性精神医学学会前主席、美国精神医学学会召集人和前新闻发言人，布鲁姆·菲尔德教授不仅具有扎实的理论和学术功底，更在临床心理学及心身医学领域具有创造性水平。他讲授的如精神分析、心身医学等各种课程更是让我获益匪浅，促使我在临床心理工作上的水平更上一个新台阶。

在与布鲁姆·菲尔德教授的交往过程中，我从他那里收获了丰富的相关领域的知识和技能，从而使我拓展了精神分析个体开业空间，工作地点也不再限于心理咨询室。并且让我能够不断地将自己的专业触角延伸到更加广阔的心身医学领域，成长蜕变为一个将精神心理与躯体健康紧密相连的临床心理学专家。

经过多年实践，我在国内外各位导师的指导下，打造了一支集临床、教学、科研为一体的专业团队，将世界卫生组织推荐的"生理－心理－社会"这一医学模式在中国的相关领域进行推广。循序渐进地将心身医学的理论和技术带给精神科、心理科等其他临床各科医生以及心理治疗师、临床社工师等临床心理工作者，从而使我的足迹从高校心理系、心理社工专业委员会遍布到包括 ICU 在内的医疗机构的各个科室。

由于我在三级综合医院（同时也是大学教学医院）工作，因此我的治疗工作以门诊及日间病房为主，也在学校心理健康中心和基层医疗、社区社工服务、社会开业等不同机构工作，同时开展了如联络会诊、工作坊、科普讲座等其他类型的服务，让更多的人收获了健康、幸福。

近十年来，我在布鲁姆·菲尔德教授及其同事的支持下举办了多次国际会议及国际会诊，并且与美国纽约大学及相关医学院和附属医院的专家学者进行了交流。2016年我们团队专程到美国得克萨斯州首府奥斯汀参加了美国心身医学年会，并在会上分享了我在医院工作中的深刻体会，也与多位来自各国的心身医学专家建立了国际学术联结。

近几年来在多位心身医学专家的帮助下，我的团队通过精神科联络会诊、心身整合治疗、社区心身健康服务、临床医护人员的情绪管理、医患关系调节等工作以及与临床各科进行的广泛合作，引导着更多的临床医护人员体会到心身同治的重要价值，也使越来越多的临床医生意识到患者对心身医学的巨大需求，以及心身医学对包括ICU在内的各临床科室的重要意义，比如：那些在临床各科频繁就医却得不到有效帮助的具有难治性高血压、惊恐障碍或其他疾病的患者，以及那些遭遇灾难、创伤的人们，如何通过药物、心理、运动、营养、物理等整合性治疗方式获得有效帮助。同时，心身科室也从不被重视变为了各个科室的得力协助者，成为多学科联络会诊中不可或缺的一部分。

在和李孟潮、徐勇等国内著名医师以及我的德国精神分析和动力心身医学导师默克教授的学习、探讨及合作中，我越来越坚信以下两点：①心身医学将会和全科医学一样作为一门独立的必不可少的医学学科存在。②中国文化中心身合一的观念将会成为培育心身医学的土壤，推动其向更深更广的维度发展。

心身医学中整体化的观念和技术与中国传统文化中的某些

观点有许多共同之处，我和我的团队将以此书作为一个小小的节点和新的起点，把这本译著当作引进西方心身医学技术及在中国文化下进行心身医学实践的开始。希望这本译著中倡导的心身健康理念，可以让更多人意识到心身同治的重要意义，从而不断提升团队的心身医学临床水平并将其运用到综合医院、社区以及与健康幸福有关的各个领域中。

为了在这些领域做出更多贡献，我的团队一方面将翻译更多西方心身医学著作，如：对与本书配套的美国教科书及资格考试用书《心身医学（Psychosomatic Medicine）》的翻译，这本书将会更为深入地讲述心身医学的理论和操作技能。另一方面我们也致力于将中国文化融入心身医学的临床实践中，从而构造出更加符合中国人和中国文化的心身医学。同时，我和布鲁姆·菲尔德教授、蒂亚姆森－卡萨布医学博士（本书的第二作者）以及其他中国同事针对编写跨文化的心身医疗著作一事已进行了多次探讨。相信届时临床医学、临床心理学等各界专业人士以及各类疾病患者和对健康有需求的人士都会从中有所收获。

《心身医学临床指南》这本手册从循证医学的角度讲述了心身平衡的医学模式，整本书既有深度，强调了对患者心理的深入探索；又有广度，涵盖了从如何与患者建立初步关系到临床各科心身整合治疗的方方面面。并且十分注重诊疗细节，以及心理、社会因素对躯体疾病的各个方面的影响。对临床各科医生来说可以更加明晰心对身的影响，从而有效识别、治疗各类心身疾病。同样，对心理咨询师和心理治疗师来说可以了解身对心的影响，从而增进自己在心理学及人文医学领域的知识水平，以便更好地理解和帮助来访者。

本书第1章介绍了初见患者时的各种具体情境和应对方式、在医患沟通中需要了解和重视的信息以及心身医学的专业知识和基本技术等内容。

从第2章至第14章涉及了在心血管疾病、肿瘤、肾脏疾病、烧伤创伤患者，女性与妇产科患者，胃肠道疾病、内分泌和自身免疫性疾病、神经功能障碍和精神疾病、手术及移植、艾滋病、躯体形式障碍、疼痛管理等疾病中患者可能出现的心理问题、心理解释和心理干预方法。同时还介绍了各科用药与精神心理科用药之间的药物相互作用。以及如何与患者建立共情、支持性的关系，探索患者对疾病的担忧、幻想和误解等心理因素。如何处理疾病中的各种精神心理症状和患者的防御机制、分离焦虑、医患关系等各种问题。

从第15章起主要涉及患者能力评定、心理动力问题和心理治疗在心身医学中的应用、医疗背景下的物质滥用等问题以及灾难精神病学和如何处理面临死亡、亲友逝世等事件中出现的精神心理问题。

同时，本书每一章都添加了具体案例，希望可以更好地帮助与心身医学相关的各类专业人员对如何在该类疾病中理解、帮助患者并处理患者在病前、病中和康复过程中的各种心身问题的认知。另外，附录中的网络资源可供大家参考。

由于时间与水平有限，翻译中出现的不足之处，敬请斧正，可通过邮箱（aodai31@126.com）与我联系。

感谢本书所有译者的认真工作。

感谢史欣鹃、郑仪航、张钰在校译中的认真工作。

感谢助理武晓进、郑小娟对联系译者、整理译稿所做的努力。

最后，感谢河南科学技术出版社李喜婷总编，以及邓为、李林和马晓薇编辑在本书出版过程中所作出的不懈努力。

我们的路还很长，我和我的团队将不忘医者初心，砥砺前行。

顾亚亮

2020年1月于北京

中文版序

　　非常高兴我们在中国的同事顾亚亮医师选择将我们的书翻译为中文，这也再次肯定了我们一贯的信念，我们相信《心身医学临床指南》这本书对于提供出色的医疗与护理及医疗保健十分重要。尽管我们认为这本书所描述的临床议题和技术现在仍然关系重大，但是这本书还是结合了最新的科学进展对这些内容进行了讨论，在阅读时请务必上网查阅最新的文献进行补充学习。

　　同时，我们深深地感谢顾亚亮医师及其团队，他为这本书中文版的问世作出了极大的贡献。这本口袋书应与《心身医学》教材全书配合使用，也请期待不久之后教材全书中文版的出版。

Michael Blumenfield, M.D.

Maria Tiamson-Kassab, M.D.

作者推荐语

很高兴我们的中国同事选择将我们的书翻译为中文。理解心身医学对于提供出色的医疗护理十分重要，本书中文版的问世也再次肯定了我们的这一信念。同时我们认为这本书中所描述的临床议题和技术保持着和本书内容相关的最新科学进展的紧密联系，在本书中也对此进行了讨论，但还需您在阅读时上网查阅最新的文献作为补充学习。

Michael Blumenfield, M.D.

Maria Tiamson-Kassab, M.D.

英文版序

　　在精神病学和医学历史进程中的关键时刻，《心身医学临床指南》诞生了。现代医学影响着患者的心理，现代医院的尖端技术和患者服用的多种药物及经历的诸多程序都将导致患者的心理、身体反应，这些反应需要得到精神科的评估与治疗。精神科联络会诊是把精神病学和其他医学联系起来的一门亚专业学科。该学科有一套独特的知识体系，在住院治疗和门诊治疗两个领域都能发挥其优势，这两处通常由非精神科的医师收治患有医学疾病或自认为患有医学疾病的患者。为支持精神科联络会诊，美国精神病学和神经病学委员会最近决定将该学科命名为心身医学，这使得其重要性得以具体化。对于正式的亚专业学科，心身医学将需要更多的人员接受专业培训，并接受委员会审查。为满足患者或需要此类会诊服务的人群需求，接受过正式培训的会诊精神科医师的数量还远远不够。因此，普通的精神科医师必须掌握基本的知识与技能以完成会诊，并能了解特定疾病和治疗方法的压力源。而且他们还需要掌握这些知识所需的资源。本书就明确地提供了这方面的信息。

　　在过去的三十多年中，Michael Blumenfield 博士一直是精神科联络会诊实践、教育和临床研究领域的领军人物。本书由他与其合作者：备受尊重的 Maria Tiamson-Kassab 共同完成。本书包含所有精神科医师（不论他们的专业是什么）需求的信息。本书快速介绍了在常规精神科实践治疗中日渐增多的医学前沿技术。一些特殊的问题，如移植精神病学、需要高度技术支持的重症监护环境、新药导致机体反应的特殊问题，本书以简洁明了、侧重临床实践的方式对其进行了讨论。

本书每章都会介绍一个临床上的重要问题，这些都是精神科医师会遇到的问题。本书的很多内容都致力于解决有以下疾病的精神病患者：肿瘤、烧伤、外伤、心血管疾病、慢性肾衰竭、分娩问题等。这类人群会发生大量的精神病方面的问题，这使得各科协同合作治疗成为必然。临床注意事项部分给读者提供了针对不同疾病如何处理复杂临床共病问题的建议。书中对患者状况的简短描述使得这些患者的形象栩栩如生。精神科会诊的一个最有效的途径就是和特定医院或诊所建立持续不断的联系。这种方式被称为"联络"，对于指导同僚处理精神病共病和问题案例的间接监管，这是一种有效的方式。Blumenfield 和 Tiamson 博士对用以处理各种疾病的共病问题的联络可能性进行了讨论。这种策略认为，建立这种联络可以帮助实现精神科和联络对象之间沟通、配合的最大化。

本书有两章是值得我们特别注意的。迈克·布鲁姆菲尔德（Michael Blumenfield）博士在烧伤和创伤的心理治疗方面是权威专家之一。他之前的一本关于该主题的著作在行业内是众所周知的[1]。其次，提亚姆森（Tiamson）博士在 HIV/AIDS 领域有其独特的专长，这正是精神科医师日益被呼吁要求去关注的一个领域，不仅要处理患有此病的人群常见的自暴自弃心理，还要处理患者对药物和疾病本身的心理反应问题[2]。随着抑郁症日益被看作能够预测心肌梗死和脑血管疾病死亡率的重要指标，本书的心脏病学这一章对所有的精神科医师来说就变得尤为重要。精神科医师必须熟知这一领域的最新数据，从而更好地管理心血管疾病患者。另外，对于一些特定内容的领域，即开篇关于精神科会诊的章节，以及最后关于精神科会诊的法庭取证领域、死亡和临终的章节，也是对精神科会诊非常重要的内容，而且也明确属于普通精神科医师的执业范围。

本书为跨入内科和外科交叉领域的精神科医师提供了一份实践指南。它应该是所有精神科医师的必备书，因为我们无疑首先是一名医师，然后是一名专业人员。它也应该是那些在内、外科环境工作的精神科护士、社会工作者和心理学者的必备书目。

疾病是我们人生中一项重大的挑战。精神科医师可以帮助人们处理这些问题，而本书则可以帮助精神科医师解决工作中遇到的问题。

Thomas N. Wise 医学博士
精神病学和行为服务学教授
约翰·霍普金斯医学院

参考文献

1. Blumenfield M and Schoeps M. Psychological Care of the Burn and Trauma Patient. Baltimore: Williams & Wilkins, 1993.
2. Slavney PR. Diagnosing demoralization in consultation psychiatry. Psychosomatics 1999, 40:325-329.

第 2 版前言

本书第一版出版距今已有六年之久。这期间，各行各业的人士，如学生、住院医师、主治医师、护士以及其他工作在内、外科领域的心理健康专业人员，在与患者的日常交流中参考此书并因此获益，对此，我们倍感欣慰。2003 年 6 月，会诊 / 联络精神病学（现已被正式命名为心身医学）被美国精神病学和神经病学委员会正式认定为精神病学的一门亚专业学科，并授予委员会认证。这无疑使那些完成了精神科实习后的同僚们兴趣倍增。这不仅会吸引更多该亚学科的专业人士到这个领域，并且会使人们对此领域更加感兴趣，使同僚们产生更多的展望。之后我们会对这些问题展开讨论。现在新出版了一些心身医学的大部头教材，这其中包括由布鲁姆菲尔德（Blumenfield）和斯特兰（Strain）编辑、利平科特（Lippincott）出版的一本（该书还随书附赠 DVD 光盘）。这本小巧的教材是一些基本信息的最重要资源，而且还为患者提供临床治疗中的实践指导。评价这些大部头教材和从网上获得的最新研究信息都将是临床工作的后续途径。

此次的第 2 版，我们对每章内容做了评论，增加并更改了部分内容以使主题内容能更符合当下的趋势，我们还涉及了一些之前曾忽略的领域。第 1 版书中的绝大多数实践指导还是可用的。我们在第 2 版中增加了一个单独的章节来讨论手术和移植精神病学，从而巩固该领域的知识。

此外，我们还增加了两个特别的章节：女性问题和灾难精神病学。在本书中，为了保持前后一致，当指涉联络精神病学的时候，我们会以 C-L 代之，而不是 C/L。因为前者看起来是一个领域的两个构成元素，而后者看起来则是被割裂开的两个元素。另外，我们修改了部分网址。上网搜索可以获得最新的信息，并具体解答任何相关问题。

我们认为医师有责任了解最新的研究成果，也需要掌握当下最先进的与工作相关的知识用以处理特殊患者。此外，良好的心理学洞察力和临床技能对于床旁治疗也是至关重要的。我们希望此书能够在临床医师所使用的综合性教材和文献研究的多种参考资料中占据重要地位。

另外，我们还想要给您提个醒，如果您能和当地的同僚直接交流，并能参加一些全国性的会议（如心身医学学会、美国精神科协会），与同道中人直接交流，这将有助于你们成长。随着我们即将步入本世纪的第三个十年，我们仍将有机会与具备网络搜索和电子记录功能的床旁设备相互配合，与同僚之间相互配合，与可以和同僚、患者进行视频通讯的公司相互配合，与其他一些新的途径相互配合——我们将在以后的实践和其他的教材中对此进行讨论。

迈克·布鲁姆菲尔德（Michael Blumenfield ）医学博士

加利福尼亚，伍德兰希尔斯

玛利亚·迪亚姆森－卡萨布（Maria Tiamson-Kassab）医学博士

纽约，卡斯尔波恩特

第1版前言

　　随着对当下精神科联络会诊的调查，我们见证了其在过去二十年里所发生的巨大变化。我们曾一度认为很多患者有一些复杂的与其自身生理疾病相互作用的心理动力学问题，但现如今，我们会认为患者的一些问题是需要谨慎使用精神药物和多种技术性的心理治疗（包括最新的认知行为疗法）协同处理的。

　　在联络会诊培训项目中，实习生经常需要去内、外科参与和心理治疗相关的参观访问，这种经常性的训练在节奏缓慢的教学中得以被督导。但今天很多督导都匆匆地进行，因为主治医师在督导的同时，还要处理大量的临床案例。

　　之前，联络会诊精神科医师（包括实习生和主治医师）通常会与特定的内、外科单位建立固定的联络关系，所建立联络的单位正是他们每周查房的地方。尽管这种模式在今天已不再具有普遍性，但这种安排可以给联络会诊精神科医师提供一些新的机会，帮助他们和新近发展的领域的专业人士建立特殊的联系，例如，在 AIDS、器官移植、肿瘤学、创伤、生育、高危分娩领域以及其他领域。书中每个章节的最后，我们都对联络活动的可能领域提了一些建议。我们相信，当需要使用这种模式的时候，人们可以高效地完成工作。

　　不断有新的精神科医师想要进入精神病学和其他专业学科的交叉领域，这让我们印象深刻。作为这个领域的教师，能够和新同事一起在临床第一线工作，能够看到他们对患者展现出的同情共鸣和敏感，我们深感荣幸。我们非常愿意将他们展现的热情与大家分享，也愿意将我们在这个领域的经验传承下去。这个领域有很多非常优秀的教材，我们鼓励读者收集这些优秀的参考资料，并逐渐吸收其中的内容。本书的目的不是把我们所知的知识简单地整理到一起，我们更希望能够给联络会诊精神科医师以及联络会诊会被应用到的领域指引方向。我们总结了过去这些年来一直使用的经验和各种演讲稿件。但我们尽量不去引用这些资料，因为现在很难追溯这些个人知识经验的源头。非常感谢我们的老师以及所有教材和文章的作者，你们的著作文献我们都有阅读，我们相信它们会使这个领域不断丰富。

此外，我们对能在讲究实证的医学环境中工作心怀感激。现在精神科医师可以通过网络来充实自己。每周的病历分析例会上，评论案例时我们都会尝试在网上搜索最新的文献以使我们能紧跟时代的步伐。我们应该把网上检索到的合适资料打印出来，并归入我们的会诊报告中。随着无线便携设备的发展，我们希望能在病床旁就能快速地检索到所需的文献、录入相应数据并准备好有关报告。

我们希望这本书被那些对内、外科交叉领域的患者问题充满兴趣、想要挑战这些问题的新进的或经验丰富的联络会诊精神医师随身携带阅读，并对他们提供一定的帮助。另外，我们也希望此书能被其他专业领域的医学人士使用。很多其他领域的精神科或心理学同僚有着深厚的联络会诊精神科背景，并对此有着浓厚的兴趣。我们每天都要和护士与社会工作者交流，对彼此的患者交换各自的看法和见解，他们对书中所讨论的理念都非常关注。每次遇到内科医师、职业治疗师、营养师或其他工作内容与患者相关的专业人士，我们都能感到他们对该领域的好奇以及深厚学识。尽管我们知道非精神科领域的医师基本不会有时间阅读这本书，但本书确实与他们的领域相关。 我们还知道，那些能涉猎医学各个领域的医学生们，始终对什么导致了患者的特定反应这个问题有兴趣，尤其是好奇这个问题是如何与所有医学领域相联系的。因此，我们希望这本书能走进更多医学生的课堂，被更多医学生阅读、随身携带。

迈克·布鲁姆菲尔德（Michael Blumenfield）医学博士
玛利亚·迪亚姆森－卡萨布（Maria Tiamson）医学博士

目 录

1　联络会诊精神医学的基本原理

基本概念
- 如有可能，要直接与医学领域的同事沟通，并在患者看病之前先回顾下该患者的病历。
- 通过照料患者的生理需求和在病房与患者创建一个属于双方的私人空间来迅速与患者建立友好的关系。
- 认真评估潜在的自杀倾向隐患、精神病性症状和认知损害。

多年以来，我们很荣幸每四个月会将一批新的精神科住院医师引领到联络会诊精神医学领域，他们将会在以后开展各自的联络会诊精神医学事业，现在称之为心身医学轮转。在临床工作中，他们是对会诊请求做出回应的前线。因此，他们肩负着代表着精神科的服务质量及对其他科室的尽责的使命。这些住院医师需要至少为期两年（多数情况是三年）的精神科培训。他们有很多后援力量支持，对于几乎所有的案例，都会有一位经验丰富的督导陪同他们一起面对面地给患者看病。他们也会有机会参与讨论随后的随访和联络工作，这些工作可能是在各内、外科室进行，也可能是他们之后有时间向我们学习、掌握的。

本书包括了专业的知识信息和技术。我们希望住院医师在担任联络会诊精神或心身医学专业人士这个角色时，我们可以为他们提供这些知识和技术。当他们需要会诊时，我们希望他们已掌握该领域相关的心身医学知识和技术。我们希望读者能够随身携带这本书，而且，对您来说，与其将它看成一本内容详细的参考书，倒不如将它看作打开心身医学这个有趣又令人兴奋的世界的大门的钥匙。

提出精神科会诊请求

最开始对精神科会诊提出请求可以通过打电话、语音邮件、传真、电子邮件、书面联系或者面对面进行沟通。如果提出会诊请求的人正好也负责该患者的临床治疗（通常是患者的主治医师），面对面的沟通方式更好。然而，现实情况并非总能如此。在某些情况下，一位资历尚浅的住院医师或医学生、护士、社会工作者、行政人员、病房管理员都有可能被派去联系精神科医生或会诊科室。此外，病历上也应该有相关内容，用以说明患者的主治医师知晓会诊请求这件事，并同意其开展。

通常，提出会诊请求意味着情况紧急。提出"不能耽搁"的会诊请求意味着"尽快、越快越好"，一般应在数分钟或数小时内有所响应。这种紧急的会诊请求最好是通过面对面的方式联系。对于医院急会诊来讲，多数会诊应在24小时以内做出响应。鉴于此种情况，如果能在48~72小时联系到患者是最好的。如果需要等待更长时间的话，我们建议您先和被会诊人员交流确认。有时我们需要立刻与患者取得联系，对患者情况的紧急程度进行评估，并预先在病历上做记录，还要向对方表明我们将会在接下来的几天里对患者进行追踪了解。

在看病问诊之前

我们建议您在见患者之前能先和提出会诊请求的医生沟通交流一番。根据案例的不同，您可以询问医生该患者的预后情况、手术计划、出院计划、用药情况、潜在危险迹象以及该患者是否知晓您要到来。这些问题都是合适的，但您不能问诸如"还有什么需要我知道的吗"此类问题。

在到达医院科室时，您要充分利用每个机会，与照顾该患者的护士或社工进行沟通交流以了解情况。虽然本领域的保密规定禁止您向他人泄露患者的信息，但了解患者的人所提供的任何信息都是合情合理的。还有，别忘了和那些有特殊任务的人员交流，例如，被派去"一对一"照护患者的人员、特别照护人员或持续观测患者情况的人员。

通常当您看到患者的时候，患者家属都会在病床旁陪护。一般家属都会很愿意和您沟通交流，这当然是合情合理的。即使患者表明，在和您面谈期间希望能有家人陪伴在旁，我们还是建议您至少抽出部分时间和患者单独私密地交流。如此一来，对于一些敏感或尴尬的问题，患者就能较为自由地向您倾吐。因此，当您在病房见到患者并介绍自己的时候，您最好能委婉地向对方表明，您希望和患者单独交流，并表明这是您一贯的会诊方式，绝大多数患者都会理解并接受的。在和患者单独面谈之后，您需要询问患者，您是否可以与其一位家属谈谈，并且根据当时情况适时地告诉患者，刚才属于你们之间的私密谈话内容是绝对保密的。另外，您还需要询问患者，是否允许您联系另一位与其相处过的、院外的精神科医生或心理健康专业人士。如果患者精神严重错乱或不能清楚地理解而无法与您沟通，由于病情紧急，您依然可以实施上述行为以获得所需信息，这是合法的。

我们列举了一些问题，通常内、外科室发生如下所列情况就需要提出精神科会诊请求，详见表1.1。

回顾病历

我们建议您在见患者之前先回顾下病历。您可能需要非常仔细地查看病历，不放过任何细节，这可能需要花费很多时间。在您回顾病历的时候，有两点极其重要，您需要知道。其一，作为照顾患者的参与人之一，您需要为病历内容负责。其二，如果您能"破译"那些手写版病历，哪怕是一半儿，那您就算是个幸运儿了。

如何回顾病历是一项艺术。有人喜欢先看患者最近一次的治疗进展，有人喜欢先看病程记录，还有人喜欢先看最近的化验结果或护理记录。实际上，上述提到的这些数据都需要您去查看。此外，您还需要看患者的用药记录。

有时病历上还有一些与科室工作无关的记录，也可能是其他会诊医生所做的总结，旨在让您了解患者的最新情况。在您和患者面谈之后，您就能了解病历上的哪些信息是最有用的。

表1.1 内、外科需要提出精神科会诊的常见问题

1. 急性应激反应
2. 攻击行为或冲动行为
3. 激越
4. 获得性免疫缺陷综合征或人类免疫缺陷病毒感染
5. 酒精和毒品滥用（包括处于戒断状态）
6. 焦虑或恐慌

7. 精神病史评估

8. 烧伤后遗症

9. 精神状态改变

10. 童年虐待

11. 疾病应对

12. 死亡、临终和丧亲

13. 谵妄

14. 痴呆

15. 抑郁

16. 心智能力评估或其他司法问题

17. 进食障碍

18. 电休克疗法

19. 伦理问题

20. 人为疾病

21. 家庭问题

22. 老年人虐待问题

23. 催眠

24. 诈病症

25. 疼痛

26. 儿科精神疾病

27. 人格障碍

28. 创伤后应激障碍

29. 与怀孕有关的照护

30. 重症监护室的精神护理

31. 疾病或神经系统疾病的精神病症状

32. 影响疾病的心理因素

33. 心理和神经心理测验

34. 心理肿瘤学

35. 疾病的精神药物治疗

36. 精神病

37. 抑制

38. 性虐待

39. 睡眠障碍

40. 躯体形式障碍

41. 自杀

42. 绝症

43. 器官移植

（摘自以下文章且该引用已获得许可：Bronheim HE, Fulop G, Kunkel EJ, et al. The Academy of Psychosomatic Medicine practice guidelines for psychiatric consultation in the general medical setting. Psychosomatics, 1998, 39(4):8-30.）

去见患者

精神科医生在办公室工作的时候一般不穿白大衣，但是在医院的内、外科室中，我们建议您能"入乡随俗"。如果医院的其他医生一般都穿白大衣，我们认为联络会诊医生也应完全如此。这样做的话，一来可以清楚地向别人传达出您的医学背景，二来可使患者对于您的到来感到更舒服自在一点。

一个基本的注意事项我们得提一下：您在进门见患者时请记得先敲门，确保患者提前知晓您要进来。您敲门的时候，如果患者刚好正在接受治疗或在厕所，抑或是正在洗澡，您只能对此次的打扰向患者表示抱歉，并告知其你等会儿再过来。如果患者当时正在打电话、吃饭或有访客，我们建议您能委婉地告诉患者您的身份并说明您想与其谈一谈。多数患者都会乐意停下手头的活动或结束访客来见您。

如果病房里还有其他患者，您可以告诉他（她），您想和您的患者谈一些私密的事情，需要私密的空间，问问他（她）是否愿意先移步到病房的其他区域。然而，多数情况下，这是无法实现的。这就需要您借助其他方法，如拉上窗帘、小声说话，也可以把身边的收音机或电视机声音调大或调小，尽可能地营造出私密的空间，以方便你们的面谈。

理想的情况是，患者的主管医师已经向他（她）交代过您会来，这样当您出现的时候，患者就不会太过于惊讶。遗憾的是，实际情况并非总是理想的。您到病房后，先介绍自己的名字，告诉患者您是位精神科医生。根据当时的情形，您可以也应该另外解释下，您是患者治疗团队的一员，并且告诉患者，凡是属于这类状况的患者（如烧伤、器官移植或透析），您都会去见，或者见绝大部分。您也可以告诉患者，是他（她）的主治医师特别要求您来的。如果您有理由确信，患者并不期待您的到来，或者抵触您的到来，您就可以让负责患者的某位医生或护士来向患者引见您。

如果患者表示他（她）不想和您交流，您就需要根据对他（她）病情的评估进行权衡：获得和他（她）合作的重要性。告诉患者，是他（她）的医生让您来的，对于不愿与他人分享的事情，他（她）可以不说，重复这些话有时可以消解他（她）的抵触情绪。如果患者的精神问题不是属于特别紧急（例如，评估为长期的、无自杀倾向的抑郁），您就没有必要一直试图获得患者的合作。如果您过段时间再回来，他们也可能不会对您的再次到来表示欢迎。但如果患者情况紧急（如情况危急的自杀倾向或危及生命的酒精戒断反应），您就应该坚持见患者。患者表现得心烦气躁并不足为奇（如他们会说"我没疯！为什么我要见你！"），因为他们不得不被精神科医生评价一番。至于应对的方法，您可以这样对患者说，"史密斯先生，我不是只看精神失常的患者。而且，从来没有人说过你疯了。我处理的患者，并非一定都有精神病史，但他们都有一些与其病情有关的难题。我希望我能帮到你。"有时，您也可以利用患者想离开医院的心理，对他（她）说，"很遗憾，史密斯先生，在你能离开医院之前，我必须得对你做一个精神方面的评估，以确保你出院后在家的安全。"如果您受到阻抗无法见到患者，或者无法进行严格正规的会诊，涉及的所有情况，您都需要记录到病历上，并应立刻通知患者的主治医师。

如果您不懂患者的语言，您就需要一名翻译。一般而言，我们不建议与患者关系亲近的家属或者朋友充当翻译，因为这样可能会妨碍患者吐露一些与其人生有关的重要信息。当然，多数情况下，患者家属最终还是会知道案例的所有细节，但这不会有影响。在和翻译合作的时候，我们通常要求他们准确地翻译我们的问题和患者的回答，将其个人的观点或想法减到最少。但是如果谈话涉及一些文化问题，且其有可能会影响到患者的临床症状，您大可以问问翻译是否遗漏了哪些重要的信息，或者问问他（她），患者想说的到底是什么，这些都是没有问题的。

案例：一位讲西班牙语的截肢患者

曾有一位 24 岁的男性在手术后和会诊医生面谈，患者说西班牙语，所以当时有一名翻译协助。6 个月前，他遭遇了一场车祸，在经历了数次手术以治疗自己的腿却都以失败告终之后，他做了截肢手术，右小腿被截掉。根据事件经过和他的精神状态，当时会诊结果认为，该男子已经开始相信，佩戴义肢后自己会慢慢好起来。他看起来只是轻度抑郁，否认自己有任何自杀想法，而且同意之后回门诊复诊。但是，当翻译意识到这个患者可以出院回家时，他看起来非常忧虑。会诊医生注意到了翻译的沮丧不安，于是问他原因，他解释说，他和患者来自同一个国家，而且知道患者从小到大生活的那个农村地区。翻译对精神医生说，他几乎可以确认，这个患者会自杀。失去腿对患者来说意味着其不再具有男子气概，而且，他再也不会认为自己是个有用的男人了。我们找到一位讲西班牙语的精神科医生，他确认了这一说法，他认为患者有一些由来已久且顽固的想法，包括自杀意图。于是这名患者就暂时被转到了精神科病房。在那里他接受了短期的心理治疗，包括学习义肢的使用，还见了一位同样说西班牙语、装有义肢的患者。后来，这位患者被转到门诊部进行治疗。

正式会谈

我们假定本书的读者接受过如何与患病或身体受伤的患者进行医学方面访谈的相关培训，并有这方面的经历；同时，也擅长精神方面的访谈（包括精神状态的评估），且有此方面的经历。因为联络会诊的访谈是需要联合运用上述两种专业知识和技能的。

在您做了自我介绍且尽可能地创造了一个私密空间之后，我们通常需要关心、照料患者，尽量使其身体感到舒适。尽管从本质上来说，如给患者端杯水、调整病床或给患者解开静脉注射管都是象征性的，但这些行为对于表明您关心患者大有帮助。另外，找个让您感到舒服的位置坐下来同样重要，而且您最好是坐在椅子上而不是坐在患者床上。

　　您的开场白可以根据当时的环境而做出相应变化，基本类似于："您能告诉我您为什么来住院吗？"您也可以在说这句话之前提到"你的医生给我说了下你的一些情况，但我还是希望能听你说说"。但是有一些情况（如当患者行为激动、焦虑不安，或看起来伤心落泪的样子，抑或不想接受医生的建议而想出院时）则需要完全不同的开场白。类似上述这种情况，您最好能告诉患者，您相信他（她）有一些难处，并且您希望能听他（她）讲讲。

　　当您需要处理神志不清的患者或明显患有精神病的患者时，开场白同样需要做相应的调整。他们或许无法理解您是一名来给他们做评估的精神科医生，是来给他们做评估的。由于他们的注意力持续时间不允许您做一个完整的访谈，也不够用来建立您和其之间的友好关系，所以您的开场白需要简短，且需采用指令性的说话方式。还有一种情形也是从一开始就决定了访谈的性质，那就是当患者处于极端疼痛的状态时。这时您最好能把注意力集中于了解患者疼痛的性质、具体哪里疼、疼痛持续时间及强度，并尝试搞清楚什么能让其感觉好一点儿或什么会加剧疼痛。这种情形下的访谈的主要部分是判断治疗疼痛的药物是否不够，如果您先做了此项工作，以后就不会处于不利的形势。您对这方面的兴趣和关心会使您在此之后继续进行访谈的其他部分。

　　开场白之后，您就应尝试着切换到倾听模式了。有经验的访谈者们知道，患者在回答最初的问题时会涉及一些最有价值的信息。通常，先说开场白，然后再问一些更具体的问题，这样做效果会很好。请记住，直接让患者讲自己得了什么病对您来说是有用的，但是，多数情况下，您也没必要非常仔细地了解所有的疾病症状，因为这项工作已经做过了。另一方面，您访谈时也不想直奔精神治疗这一话题。因为多数情况下，患者并不是因为这个原因来医院的，他们很可能只在意自己的生理疾病。您需要学习在访谈时，如何把医学疾病和精神疾病的话题以自然、无痕迹的方式融合交织到一起。理想的情况是，您在心理和生理问题之间架起的桥梁也把您和患者联系了起来。如此一来，当患者谈及他们自己或者当您在之后某个时间重新见到他们时，您就可以直接跨过和患者之间的桥梁，进行顺畅的访谈。在临床各科室进行访谈，没有哪一种方法是固定、唯一的。除了评定要求询问的会诊问题以及了解患者主要关心的问题以外，您还需要了解以下四个方面的基本信息：

· 情绪和情感
· 自杀
· 精神病
· 认知功能

另外，您至少还应该对一些精神状况做一个简单的评定，如物质滥用、家庭暴力、强迫症（OCD）、惊恐或其他焦虑障碍。

一般在和患者初次见面时您就能完成一次访谈，这意味着您获得了一些基本信息，并可写成会诊报告，提出一些建议。但是，也有一些情况，尤其是当患者病得很重，或不配合，或者当患者或访谈者需要离开的时候，在这些情况下，在完成一份足够好的会诊报告之前，需要您反复访谈多次。在和患者接触的时候，您都需要在病历上做相应记录，即便访谈因为某些原因被缩短了。

正如前文所述，我们写这章的目的并非为了教您如何去做一个正规的访谈，但如果您需要此部分信息，我们推荐您阅读 Daniel Carlat 博士的《精神科访谈实践指南》（*Practical Guide on the Psychiatric Interview*, Lippincott Williams & Wilkins, 2005）。不过我们倒是希望强调一些访谈要素（我们将会在之后的章节中对此进行讨论），其通常是联络会诊访谈的焦点问题。

情绪和情感

对患者的情绪和情感（情绪的外在表达）进行评估。失去健康或功能缺失通常都会伴随抑郁症状。由于患者有生理疾病，评估这些抑郁症状的严重程度就变得很复杂。因为生理疾病往往会导致患者食欲减退、睡眠困难，有时还会导致患者情感淡漠或停止服药。对患有生理疾病的患者，可以根据其是否表现出低自尊和低自我价值感，来判断是否抑郁。您也可以问问患者之前是否患过临床抑郁症，以及情感障碍的家族史情况，它们对于您判断患者目前抑郁症的可能性能提供重要的信息。特别留意抑郁症状的表现和生理疾病发病及开始服药的先后顺序，因为特定的病情和药物会导致抑郁。询问患者过去是否有过躁狂发作，这有助于判断其是否是双相情感障碍。有经验的访谈者们知道，您在询问这类问题的时候，不能仅仅询问患者是否有某种情绪，对您关心的情绪问题还需要描述行为，包括询问患者是否短时期内有过奢侈浪费、对睡眠的需求降低、滥交及其他躁狂类的行为。

自杀

任何访谈都需要对自杀进行评估。有人认为询问患者自杀有关的问题会使其不安，这是一种被误导的观念，绝不能因为这样的担心而忽视医疗环境中对自杀的评估。引入自杀话题需要温和、有礼貌，您可以这样问，"你是否想过要放弃？"如果患者的回答是肯定的，您可以接着问他（她）具体想过什么，最后还需要询问患者是否想过自杀。如果患者的回答是否定的，您也需要明确地问他（她）现阶段是否有想过自杀。有经验的访谈者自会研究出自己的一套自杀评估询问方法。您可以一种共情式、关怀的方式进行自杀评估，患者一般都能接受这样的形式。评估结果将会影响最后对患者的处置和安排，当然也会决定患者是否需要被转入精神科进行治疗。

精神病

在内、外科工作的同事们可能还会遇到患者精神病的情况，他们或许认为某种情况就是精神病，或不正常，或会导致患者出现不配合治疗、不能接受的行为。在评估精神病时，您需要判断这些症状是最近才开始出现的，还是患者已患的某种精神疾病（如精神分裂症）表现出的部分症状。您还需要考虑精神病性症状和医疗状况相关的这种可能性。比方说，经常由机体或医疗状况引发的视幻觉、嗅幻觉及触幻觉。药物与药物的相互作用及药物滥用，都会导致精神病性症状。对于这些因素之间的相互作用，有经验的联络会诊医生最后都会熟悉起来的。即便是最基本的访谈，也需要深入、全面地评估判断患者的精神病性表现，这一点是非常重要的。

认知

联络会诊医生必须寻找患者最不易察觉的认知错乱。在你们谈及患者过往经历时，您需要认真听，看患者说话交流时是否存在使用合适词汇的能力降低，注意力是否很难集中，或者是否有定向障碍。虽然在谈论过往经历时您会觉得患者的认知没有问题，但通常情况下，您最好还是问患者几个正规的问题来评估其认知能力。您可以让患者做连续的减法，从 100 开始，每次减去 7。或者做一些简单的计算，例如，"1 块 5 是几个五毛？"这是个测试患者注意力的很好的方法。为了测验短期记忆，您可以说三个不相关的名词，让患者重复，例如，"蓝色，花生酱，大象"，并在 5 分钟后让患者再次重复这三个词。您可以让患者写一个成语，如"乱七八糟"或"勇往直前"，并要求其正着写一次，再倒着顺序写一次，这也是测试注意力的一个很好且快速的方法。您最好将这些测试任务看作筛查测验，糟糕的测试表现可能代表患者的学业成绩很差，也可能意味着其焦虑。对于测试结果不佳的患者，需要继续追踪，做进一步的临床评估。

另外，我们也推荐一些易于操作的纸笔测验，例如，画钟测验。给患者一张纸和一支笔，然后让他（她）画出钟面，包括数字和指针，以表示 8 点过 10 分。该测验可以测试记忆力及处理空间关系的能力。最常用的测验工具是简易精神状态检查量表（mini mental state examination，MMSE），该量表可以进行从 0 到 30 的计算。认知功能测验需要在随后的住院治疗期间重复进行。如果患者有认知缺陷，您需要判断潜在的病因。我们在本书的第 10 章中推荐了一种可以用来检查认知缺陷病因的方法。

除了上文提到的用于评估筛查的测量工具以外，还有一些简易的抑郁量表［如，汉密尔顿抑郁量表（Ham-D）、Zung 编制的抑郁自评量表］，以及两个很常用的筛查评估酒精依赖的测量工具，即 CAGE 问卷和密西根酒精依赖筛查量表（Michigan alcoholism screening test, MAST）。以上这些量表有时也会在访谈时用到。

患者的主治医师会对其身体进行检查，包括会进行一些实验室检测或其他一些测试检查，您一般需要靠这些检查结果来了解患者的身体状况。不过有时候您或许也想对患者做少量的身体检查，如以下这些情况：患者抱怨身体不适，但医学上却无法解释或为了检查药物的不良反应（如齿轮样强直）；可见的自残伤痕；静脉注射毒品；额叶释放症；震颤；帕金森症状。

当然访谈中还需要评估很多其他方面，我们将会在之后的章节中进行论述。但此时我们想先讲其中的三个问题，因为这三个问题通常对患者有重大的影响，但是却经常被人们忽视，直到这些问题变得很严重时，人们才对其加以重视。

1. 疼痛和疼痛管理。您需要听患者讲讲具体有多痛，并听他们讲一下目前的止痛治疗是否足够有效，这很重要（第 14 章）。

2. 死亡思考。对多数人来说，这是个很敏感的话题。但如果您可以不带感情色彩地问患者这个问题，他们或许会与您分享自己的恐惧、焦虑和担忧等情绪，而且通过此患者还会获得极大的安慰（第 19 章）。

3. 关于自己是为什么、如何生病或受伤的幻想。请允许患者与您分享关于自身疾病的一些想法和感觉，因为这样可以让您深入地了解他们每天所经历的心理挣扎（第16章）。

会诊记录

当您在回顾了病历，通过简洁手段得到了需要的信息且和患者进行了访谈之后，您就需要在病历上做会诊记录。这是一项很重要的工作，因为医院工作人员会阅读您的记录，医院复核委员会、保险公司、管理式医疗公司也都会对此进行评审检查。另外，会诊记录也可作为证据，需要时可提交给法院，患者可以合法地要求获得这些医疗记录。不过，最重要的还是患者的主治医师和护士也会阅读、使用您的会诊记录，用于对患者的治疗和保健。[1]

两个会诊案例

以下是两个案例，来自我们的文件档案。会诊记录并非只有固定的记录模式，很大程度是取决于某案例当时特定的场景，以及医生、科室和医院的惯用方法。正如您看到的，这些会诊并非都是相同的模式，并且会诊记录是被不同的人员完成的。

案例1

患者是一位56岁的女性，患有卵巢癌，已有8个月之久。她接受了手术和化疗，此次住院是为了接受第二轮的化疗。

---

[1]此段是关于患者会诊记录的管理，国内相关管理需视情况而定。

常规的医疗检查还在进行时，她却突然对护士说想拿回自己的衣服出院回家。通过回顾病历发现，这位女性正在服用百忧解（20 mg），在她被确诊患有癌症不久之后，她的内科医生就给她开了这个药。她之前从没看过精神科医生或其他针对精神健康的专业人士。

一开始患者并不情愿和精神科医生谈，但过了几分钟后，她便颇为配合。她看起来很焦虑，并且承认害怕自己会死在医院里。她说之前医生通知自己只需待在医院一个晚上，但后来得知医生希望她能再多待几天，这让她心烦意乱。她说当自己感到焦虑时，就会心悸，并且感觉肚子也很不舒服。

她之前就有过此种类似的感受（当她母亲去世的时候），当得知自己患有癌症后这种感觉就越发频繁了。之后的一段时间里，她因为自己的病哭过，并且不时地出现睡眠困难，这种情况持续约三个月之久。她认为百忧解可以缓解这些症状，尽管她还是一直感到焦虑。这位患者还吐露，她的母亲在 57 岁时因肺癌去世，而下周她就刚好 57 岁。这位患者和其丈夫都是中学教师，他们结婚 32 年，膝下有两个儿子且都已成年（分别是 29 岁和 31 岁），目前他们的孩子都还单身，但已离家各自居住，从事计算机行业。她说他们一家人关系很亲密，能互相给予帮助和支持，但她不能跟家人谈论自己对于疾病的担忧，因为她的家人始终坚信她会好的。

精神状况检查：该患者在交流时很紧张。她谈论的内容切题且连贯。她很焦虑，在谈到她的母亲时还会变得害怕、抑郁。期间她表现出了多种情绪，对于当时的谈话内容和情景来说，其情绪反应是适当的。她说自己睡得不好，需要服安眠药（安必恩，5mg）才能睡着，但有时她感觉整晚都无法入睡。有时还会做噩梦，但回想不起来梦的具体内容，也不确定是否被噩梦惊醒。她说自己没有想过自杀，表示自己非常担心在57岁（她母亲患肺癌去世的年龄）时也会死。医生没有发现她有幻听或幻视、偏执的症状，也没有明显的精神病。该患者可以排除这三种情况，也能以正、反两种顺序正确拼写"world"一词。对于连续减7的测试，她也能完成，并且在5分钟内能回忆起三个目标单词。当医生指出她日益加剧的焦虑是源于她57岁快要到来时（她母亲去世的年龄），患者表示非常同意，并且对自己的忧虑发表了一些自己的见解。她最后接受了自己还需要在医院多待几天进行治疗的事实。总之，她认为此次的会诊效果很好。

印象：

1. 对焦虑和抑郁的适应反应。

2. 报应情结[②]（患者预期自己会和她母亲当年一样，也在57岁时死去）。

建议：

1. 继续服用百忧解，每天20 mg。

2. 增加氯硝西泮，每天0.5 mg，一天2次，按月口服。

3. 我会在患者住院期间定期来访，进行心理治疗。

4. 患者愿意转到门诊部以便今后精神科复诊。

5. 根据患者的要求，我们还会让其丈夫一起参加一次访谈，用以解释患者的治疗计划（此项工作明天进

---

②报应情结，原文为nemesis complex，Nemesis是希腊神话中的复仇女神，代表无情的正义和无法阻挡的神罚。

行）。

6. 我已经和 X 医生（转诊医生）讨论过此次会诊了。

案例 2

患者是一位 35 岁的男性，HIV 抗体呈阳性。他因对抗生素过敏住院，最近刚出院。在过去的几天内，该患者的精神状态发生了巨大的变化。他曾有抑郁症和焦虑症病史，且有多重物质依赖。他现在正处于 HIV 无症状期。他的病毒载量还检测不到，CD4 数量为 300。1 周前，该患者开始发高热，感觉身体不适，于是就医，在医生要求他注射抗生素之后，他就开始全身长疹子。短期的住院治疗后他就出院了。在他出院回家后不久，患者的妻子说患者行为很奇怪。他在家时会穿着不同颜色的袜子，而且也会把短裤穿反。他的家人一开始还以为他只是在开玩笑。但后来他开始问一些奇怪的问题，这才让患者的妻子有所警惕，并促使她带患者去急诊就医。

到了急诊室，该患者变得好斗，充满攻击性，拒绝配合任何医生。工作人员不得不控制住他，并提出精神科会诊的请求。当会诊医生到的时候，尽管他已经使用了劳拉西泮（2 mg，im），并且被束缚住了手脚，他还是非常激动、狂躁不安。别人叫他的名字，他知道是在叫他；但叫他的姓，他却不知道是在叫他。他以为自己是在他父亲的房间里。他不知道当天是几号，也不知道日期，但他知道是哪一年。他朝工作人员大喊大叫，并且要求人们放了他。他无法完全集中注意力，自然也无法将注意力集中在被问的问题上。

由于他非常狂躁，且完全不配合医生，所以对他进行一次完整的精神状态检查是不可能的了。

通过回顾这位患者之前的病历发现，他正在服用美沙酮（每天 80 mg）、舍曲林（每天 100 mg）和氯硝西泮（每天 2 mg）。另外，他还正在接受抗逆转录病毒治疗（包括司坦夫定、拉米夫定和奈非那韦）。

印象：谵妄，其致病原因还需进一步的检查确认（引发症状可能的原因包括脑炎、脑膜炎、药物引起，以及其他中枢神经系统疾病）。

建议：

1. 全血细胞计数（CBC），血液化学检查，应用维生素 B_{12} 和叶酸。

2. 毒理筛查分析。

3. 对脑部进行计算机层析成像检查（CT）。

4. 腰椎穿刺（LP）。

5. 咨询神经内科。

6. 为了患者自身和他人的安全，继续束缚患者的手脚。

7. 持续观察患者的自毁行为。

8. 必要时根据情况可服用氟哌啶醇（每 4 小时服用 2 mg），如果患者出现严重的激越，必要时可增加服用劳拉西泮（每 4 小时服用 2 mg）。

9. 我们将和各位一起持续、密切地关注患者病情。感谢各位提出会诊请求。

2 ▼

双心医学

基本概念

· 患者第一次心脏病发作时几乎都不认为他们的症状
  是源于心脏病。

· 抑郁与其他一些急性情绪压力会引发急性心脏病症
  状，某些情况下，甚至会导致死亡。

· 惊恐障碍经常被误诊为心脏疾病，因此在发现患者
  的真实病因之前，患者需要花费很多去做相关检查。

· 谵妄是一种常见的冠状动脉旁路搭桥（CABG）手
  术后的精神科并发症。

· 精神药物会产生一些对心脏的不良反应，但内科医
  生也无须害怕使用这类药物。

　　心脏病是一个身心相互影响的最好的例子。发生在生
物－心理－社会模式各个成分之间动态的相互影响，在心
血管疾病的各个方面识别出这种动态的相互影响是较为简
单的。心脏病学家和精神病学家需要认识到，心血管症状
的显现、表现及病情发展会被潜在的心理问题影响。与之
相对的，人们的精神状态也会受到心血管疾病及对其治疗
的影响。

心理和心脏

焦虑和心脏

　　所有的医学生都知道压力和焦虑会导致心率和血压的

暂时升高。还有一点已经确定的是，有潜在心脏病的人如果有心理压力，可能会导致房性心律异常乃至室性心律异常。

由公众场合演讲或心算任务诱发的压力会导致易感人群的心室壁运动异常。有两个模式或许可以解释压力导致的心律不齐：①迷走神经刺激可能会直接导致心率变化。②自主神经呈现警惕状态时可能会导致儿茶酚胺升高，其可能会直接对心肌产生影响，也可能会使血压升高，从而间接地对心肌产生影响。

焦虑除了会导致心律失常，还可能会导致冠状动脉疾病（CAD）。动物实验已经发现，压力导致的交感神经活动增强会促使动脉粥样化形成。去甲肾上腺素和肾上腺素对动脉紧张造成的影响会导致冠状动脉痉挛，也会导致动脉粥样硬化斑块的破裂。人们已经发现，精神压力（尤其是愤怒）会使血小板黏性降低，甚至有可能导致动脉变窄。

惊恐发作是一种常见的精神病性症状（表 2.1）。惊恐发作的患者经常感到胸痛、气短及其他典型的心脏病症状。胸痛是一种很难解释的症状，因为它可能是真正心脏疾病的信号，也可能是惊恐发作，亦有可能是两种疾病同时存在的症状。精神科医生倾向于将之归为以下两类情景：①胸痛是因为心脏病，但患者否认自己有心脏病；②胸痛源于惊恐发作，但被患者"伪装"成是心脏病。

表 2.1　惊恐发作的症状

一段时间内感到极度害怕或不舒服，这段时间内突然出现以下至少四种症状且每次症状持续时间最长达 10 分钟。

1. 心悸、心脏剧烈跳动或心率加快
2. 出汗
3. 发抖与战栗

4. 感到气短或窒息
5. 感到喉咙堵塞，无法呼吸
6. 胸痛或胸部不适
7. 恶心或腹部疼痛
8. 感到眩晕、头昏眼花或虚弱
9. 现实解体（感觉周围环境不真实）或人格解体（感到与自身肉体的分离从而对自我感到不真实）
10. 害怕自己会失去控制或害怕自己会疯掉
11. 害怕死亡

　　通常情况下，当患者第一次经历心源性胸痛时，往往会采取否认的心理防御机制。患者经常会把胸痛归因于消化不良，或其他不严重的与心脏无关的问题。尽管发生第一次急性心源性胸痛时痛感剧烈，但患者依然会否认它的发生。另一方面，胸痛、心悸、心律不齐或心动过速是很多精神疾病最常表现的一些症状。

　　基本上所有感到胸痛的患者（纵然不是典型的心绞痛）都应当至少做个心电图检查。即便检查结果显示一切正常，但如果表征属于心脏病的一些症状还是反复出现的话，内科医生就可以为患者做更全面的心脏检查。您在处理惊恐发作时需要警惕以下现象：现实解体（感觉周围环境不真实）、人格解体（感到与自身肉体的分离从而对自我感到不真实）、害怕自己失去控制或疯掉，或害怕自己会死去。有时患有心脏疾病的患者还会同时患有惊恐发作，反之亦然。惊恐发作的治疗成功率在80%～90%（这里所说的治疗成功代表患者的症状完全缓解，并能过正常生活），这一数字远远高于心脏疾病的治愈率（表2.1）。

还有一种精神疾病会有胸痛的表现，而且也会有一些和心脏疾病相同的其他症状：疑病症。在这种情况下，患者会错误地认为自己的一些躯体症状是因为自己得了很严重的疾病（此处指心脏病）。患者满腹心思都在担心自己得了这种病。即便医疗检查结果显示患者并没有患心脏疾病，而且医生也再次向患者保证他们没有此病，但他们还是深陷在这种担忧、害怕的漩涡之中无法自拔。

抑郁和心脏

了解心脏疾病和抑郁之间的关系虽对于联络会诊不会有直接的帮助，但是，理解两者之间重要的关系会使您能够在诊断抑郁症以及何时、如何治疗方面做出明智的决定。关于两者之间的联系，有几个重要的方面可以帮助您学习记忆（表 2.2）。当需要给心脏科医生陈述讲解以及和患者讨论时，我们经常会使用这几条注意事项。

根据我们的经验，凡是了解这些注意事项的患者都更容易接受转诊到精神科治疗。

表 2.2　临床注意事项：抑郁和心脏疾病之间的联系

如果患者有复发性抑郁症病史，相较于没有抑郁症的患者，他们在心肌梗死发生后 6 个月内的死亡率更高，是后者的 4 ~ 5 倍

在其他心血管危险因素被控制的情况下，对于男性和女性来说，抑郁对于冠状动脉疾病都是一个独立危险因素

接受了冠状动脉旁路搭桥手术的患者，如果在发病前有抑郁症，那么他们在搭桥手术后的恢复情况也较差，可能会发生：充血性心力衰竭、死亡、疼痛时间延长、难以恢复日常活动

心肌梗死患者如果病发后有抑郁症，他们再次发生心肌梗死及死亡的风险更高

迷走神经兴奋会导致心律异常，抑郁会通过其引发突发性死亡和抑郁相关的 5- 羟色胺降低，这些似乎会导致血小板黏性的变化

A 型人格

关于危险因素，临床观察中最令人印象深刻的其中一项是，人们发现 A 型人格和冠状动脉疾病之间的联系（表2.3）。一些研究发现，对于男性来说，相较于非 A 型人格群体，A 型人格群体患冠状动脉疾病的概率是前者的 2 倍。对于女性，A 型人格和冠状动脉疾病患病之间依然有正相关关系。研究发现 A 型人格是冠状动脉疾病的独立危险因素，类似于吸烟和高血压。最近，人们确认了一种敌意综合征，这说明愤怒和攻击好斗是导致 A 型人格和冠状动脉疾病之间关系的关键因素（表 2.3）。

表 2.3　A 型人格

总表现出不友好或对周围敌对的状态、态度或行为
总有时间紧迫感
缺乏耐心
好斗、好争论，有攻击性
总是想赢，希望自己是最好的

社会支持

研究还发现，较少的社会支持是人们患冠状动脉疾病的危险因素，而且还会使各种原因死亡的概率升高。对于冠状动脉疾病患者，相较于有配偶或伴侣的患者，独居患者的死亡率是前者的 3 倍。可能的原因是，对于那些和其周围的人能够良好相处的人来说，他们在需要时也能够得到所需的支持和帮助。当然也有可能是其他一些生理方面的原因，提高了有良好社会关系群体的生存率。

案例：有良好社会关系的个体生存率更高

我们回想起了多年以前的一次会诊讲座，主讲人是 William Green，他是来自 Rochester Medical School 的一位内科医生。他讲了多年以前自己所做的一个研究项目，那时候心导管插入术才刚开始使用。 在这个项目进行之前及进行期间，他都和患者们进行了访谈，认真仔细地对患者进行观察，并将有关信息记录下来。随后他把研究所得数据及其他已知的危险因素和这些患者的生存率相比较。出乎大多数人的意料，对生存率最好的预测因子并非心脏功能、家族心脏病史、吸烟史或肥胖。那些活得最长的患者往往是那些在项目期间和 Green 医生关系最好的人。

共病精神疾病和危险的生活方式对心脏疾病的影响

对于影响心脏疾病的典型的危险因素，除了抑郁症（这一点我们稍后再作讨论），我们能够看到，每个危险因素总和一种或多种共病精神疾病有联系（表 2.4）。

现在有越来越多的多项目计划旨在全方位地改变人们的生活习惯（如 Dean Ornish's Program for Reversing Heart Disease; Ballantine Books, 1992）。包括饮食习惯（通常指吃低脂肪食物）、运动锻炼、压力管理训练、瑜伽、药物治疗以及团体治疗。后续的追踪研究发现，完全遵照并坚持完成这类治疗项目可以更好地预测将来动脉粥样硬化的康复。

表 2.4 危险的生活方式和共病精神病

A. 危险的生活方式

    体重过重

    不良的饮食习惯

    缺乏运动锻炼

    物质滥用

    饮酒和吸毒

    吸烟

B. 共病精神疾病（以下每一条都可以和 A 中所列条目有多重联系）

    人格障碍

    情绪障碍

    进食障碍

    酒精依赖

    毒品依赖

    抽烟嗜好

心脏疾病住院患者的心理问题

重症监护室

绝大多数疑似患有心肌梗死的患者或急性心力衰竭的患者都会被送到心脏监护室（cardiac care unit, CCU）或其他种类的重症监护室（intensive care unit, ICU）进行治疗，在那里可以非常密切地监护、追踪患者的情况。患者对于自己得了急性心脏疾病并被送入到 ICU 的最初反应一般都是焦虑和害怕。在这种情况下，患者往往已经无法采取否认这种心理防御机制了。一些患者会表现出极度的焦虑、恐惧和惊恐。某种程度上，患者也会有对死亡的焦虑，因为绝大多数人都会认为进入 ICU 说明患者生命垂危了。随着心脏疾病有关的症状（如胸痛和气短）有所减轻，患者的焦虑感也会降低。另外，硫酸吗啡作为一种减轻患者胸痛的药物，也能使患者镇静、放松下来。

心脏监测设备通常能使患者安心，因为他们会感到自己正在被密切地监护，一旦出现任何异常都能得到及时的解决。另一方面，如果患者被插上各种监测设备却没有被告知这些设备是用来做什么的，可能会发生什么，当他们看到心电图监测器上不断跳动变化的线条，或者听到周围仪器发出的各种响声和警报声（他们会误解这些响声的意义），都会使他们更加焦虑。尽管心脏疾病治疗团队应负责向患者解释这些事项，但有时这一任务会落到联络会诊精神科医生的身上。

在这类环境中，你会看到患者有各种行为表现，而不同的行为表现则源于患者本身的人格特质和精神特质。例如，你会看到一些患者由于无法忍受待在这种环境中所感到的焦虑而极力要求离开CCU或ICU，这种现象并不稀奇。他们在这类环境中可能感到被束缚、被限制，这会威胁到他们对周围的控制感。您可以听患者讲讲他们的担心，并尝试解决、消除他们的担忧，或对他们的担忧做必要的解释，这些都是对患者有帮助的。您也可以推荐药物治疗，我们将在本章之后的部分进行说明。也有部分患者会表现出退行，喜欢大哭大叫，变得非常依赖他人。这两种极端情况特别容易惹怒医护人员，尤其是那些在这类环境中没有太多工作经验的医护人员。如果出现上述情况，您可以和医护人员进行一次简短的讨论，以给予他们心理上的帮助和支持，这往往是非常有用的。

心脏直视手术

第11章专门讨论手术的相关问题，您可查阅此章内容。

接受了心脏手术的患者，术后通常会被送到 ICU 进行监护。

左心室辅助装置

左心室辅助装置可被用来治疗终末器官功能障碍以及维持需要器官移植的患者生命。该装置在家里和医院均可使用。佩戴这种装置的患者通常会被医疗手段严重伤害，他们会出现谵妄，因而需要根据精神错乱的病因采取不同的治疗手段。另外，这类患者通常还会抑郁，所以需要对他们进行抑郁症评估和相应的治疗。

心脏除颤器

室性心动过速和心室纤维性颤动会导致患者突然死亡，不过人们发明了一种新型仪器，即心脏除颤器，当上述情景发生时，它可以自动启动并能够成功对患者进行除颤。心脏除颤器可以佩戴在皮肤外，也可以植入皮肤下面。这类仪器可以读取患者的心电图，并能在必要时震动患者心脏对其复率，从而使其恢复正常心率。患者在接受复率前可能已失去意识，也可能还保持清醒。电击震动时患者胸部会受到有痛感的冲击，并且震动会连续重复几次。您或许能想象得到，那些经历过这种除颤的患者会开始表现出明显的预期性焦虑、恐惧症及慢性焦虑。他们还可能表现出创伤后应激障碍的一些症状，但这些症状又不同于接受过反复电击患者的症状。对这类患者，我们建议采用一种创新的治疗方法，可以包括药物治疗及各种个体、团体治疗。还有一些自助小组，佩戴心脏除颤器的患者可以进入这些小组进行自助，可能的话，患者家属和您应把这类小组推荐给患者。

起搏器

植入心脏起搏器可能会对患者造成一定的心理影响，但这种影响较小。因为患者几乎不会意识到起搏器的运作，所以对于患者来说，适应这种仪器较为容易一些。起搏器技术的发展已经是突飞猛进。现在的起搏器更高效，也更安全，而且对患者的生活方式没有限制。

治疗方案

对心脏病患者表现出的急性焦虑和恐惧的治疗

心理疗法

对于心脏病患者或其他任何情况下的患者出现害怕、焦虑的症状，您的首要任务通常是先安抚患者。开始时您可以先听患者讲。您需要判断患者是否有"报应情结"，即他们是否会因为自己的某位至亲在某个年龄因心脏病去世，所以害怕自己也会在相应年龄因心脏病去世；和患者亲近的人是否也有类似的害怕、焦虑的症状，如果有，这些人身上发生了什么、经历过什么；患者家族中是否也有一些人患有心脏疾病；患者是否了解心脏手术术后的康复过程，以及他们是否知道，多数情况之下，术后几周他们就可以恢复并进行日常活动；如果预后情况不好，疼痛得到控制是否能使患者稍微安心，以及如果有机会进行心脏手术或心脏移植（如果可以实现的话）是否能够使患者安心。

如果患者采取否认这种防御机制，他们一般不会承认自己焦虑、害怕或抑郁。一定程度上，这是因为患者害怕这些负面情绪太过强烈而把自己吞没。如果患者非常害怕甚至有点儿偏执，并一再要求出院回家，您就需要采取非对抗性的方法应对这种局面，避免和患者发生冲突。这类患者需要有人告诉他（她），他（她）的病是可以治好的，但同时还得告诉患者，这个时候他们必须待在医院里。而且，如果是患者信任的亲属告诉他们，或必要时由院外医生电话告诉他们，他们会更容易相信。多数情况下，患者都会同意继续住院接受治疗。根据我们的经验，此类患者因拒绝配合而不得不被强制送到精神科病房的情况是很少会发生的。

药物治疗

1. 苯二氮䓬类药物：害怕和焦虑可以通过药物进行治疗。对于急性心肌梗死患者，即便他们表面上看起来或许很镇定，您完全有理由对患者内心隐藏的焦虑感表示担忧，因为这会导致他们情绪的不稳定，从而危及他们的生命。因此，对于在 CCU 的多数患者来说，苯二氮䓬类药物通常是药物治疗的第一个环节。苯二氮䓬类药物的选择一般取决于想要多久见效、治疗方式以及对长效还是短效苯二氮䓬类药物的偏爱。如果使用得当，所有苯二氮䓬类药物都会有效，具体选哪一种，一般是根据医生的经验决定的。如果是为了尽快使患者镇静，我们更愿意使用劳拉西泮、阿普唑仑、氯拉䓬酸或地西泮。地西泮更长效，其半衰期在 20 ~ 60 小时不等，2 ~ 3 天后可完全被身体吸收。尽管一些患者更愿意在心脏病发后马上每隔 3 ~ 4 小时服用一次镇静剂，不过我们更愿意让患者转为服用氯硝西泮（如果可能的话），这种药物在服用 1 ~ 4 小时后其在身体里的浓度就能达到峰值，并且其半衰期一般是 30 ~ 40 小时。

我们发现，氯硝西泮多数时候可以一天服用 1 ~ 2 次，它甚至会起到镇定的效果，药效时长至少是 15 个小时。镇定是所有苯二氮䓬类药物的一种可能的不良反应，而且该药物还会和其他镇静类药物（尤其是吗啡或其他麻醉药剂）相互作用从而使镇定效果加强。还有一些种类的苯二氮䓬类药物被当作安眠药专门治疗睡眠问题，属于这类苯二氮䓬类药物都对睡眠有所帮助。但是过度的镇定效果通常不是我们所追求的，因为过度镇定会降低患者的呼吸频率，使患者容易患吸入性肺炎。在 ICU 和 CCU，由于患者受到密切的监护，所以患者过度镇定是不太可能发生的。

在服用苯二氮䓬类药物时，通常必须考虑患者的年龄和医疗情况。此类药物会在老年患者和（或）肝损伤患者体内积累。对于这类情况，一般采取的经验是"少剂量开始，缓慢加量"。还有一种罕见的药物矛盾效应可能会发生，即患者服用此类药物后可能出现狂怒的反应。此时，可采用以不经肠道的方式注射氯氮䓬和地西泮，尽管肌肉吸收的奥沙西泮效果不是那么的可预见。如果口服这类药无法实现，可以谨慎地采取静脉注射的方式注射苯二氮䓬类药物或劳拉西泮。

持续使用苯二氮䓬类药物会造成患者的耐受性和身体依赖。如果患者在心脏病发作住院前就已经在服用苯二氮䓬类药物，他们出院后应该继续服用此类药物，否则就会出现戒断反应（包括致命性癫痫突然发作）。如果临床上有表征，患者可以逐渐减少并停止服用苯二氮䓬类药物。

2. 精神安定药：如果患者表现出精神病性表现，或患者严重焦虑以致难以控制，我们建议在此类情况下使用精神安定药。如果患者表现出谵妄，您也可使用此类药物。心脏手术术后的患者更常见谵妄现象。氟哌啶醇通常是此类情况的首选药物，其可口服，也可采取不经肠道的注射方式。在静脉注射氟哌啶醇前，需要先用 2 mL 的生理盐水冲洗静脉注射管。静脉注射氟哌啶醇最初的剂量通常是 0.5 mg，不过这个剂量可以增加，最高可增至 10～20 mg。当患者被密切监护时，在换药的 30 分钟的间隙，有时也可替换为静脉注射 1 mg 的劳拉西泮。这种非典型的安定药在这种情况下也有效。我们将在第 10 章详细讨论谵妄的治疗。

治疗心脏病患者的抑郁症

抗抑郁药

通常情况下，在 CCU 或 ICU 的患者没有必要服用抗抑郁药物。在 CCU 或 ICU 的患者最初表现出抑郁的症状，经常是因为他们突然需要适应这类环境有关，或者因为他们对于预期会失去的东西感到极端的悲伤，他们的抑郁症状和这种悲伤的情绪反应有关。在使用抗抑郁药进行治疗前，您最好能多和患者见几次面，先弄清真实的情况，这种调查一般在患者被转出重症监护病房后还需继续进行，有时在患者出院后仍需继续进行。由于此类药物发挥药效至少需要几周，除非有清晰指标，会诊医生不必为开这种药感到有压力。

如果患者在心脏病病发前已经在服用抗抑郁药，您可能会有疑问，他们是否还需要继续服用抗抑郁药。多数情况下，如果患者是口服药丸或液体药剂，一般最好还是继续服用此类抗抑郁药，尤其是如果某药物存在停药综合征的可能性时，更应如此（如选择性 5－羟色胺再摄取抑制剂经常会出现停药综合征，如帕罗西汀）。但在这些罕见的情况中有一个例外，如果患者曾服用的是单胺氧化酶抑制剂，其会和 ICU 经常使用的药物共同作用从而产生导致高血压的风险。其他可能的药物相互作用将随后在本章其他部分进行讨论。

情绪稳定剂

和抗抑郁药的使用类似，在重症监护的病房患者基本没有必要服用情绪稳定剂。您一般在以后的某个时间来决定是否需要服用此类药物。患者如果表现出激越行为，通常的应对方法是使用苯二氮䓬类和（或）精神安定药。对于个别情况，例如在 ICU 的双相障碍患者被确诊有躁狂行为，通常会使用锂盐、丙戊酸钠或其他情绪稳定剂进行治疗。

精神科医生被请求去做联络会诊时经常会遇到这类情况：患者因急病病发（如心脏病发作）被送到 ICU 之前就已经在服用某种情绪稳定剂。对于此类情况，我们通常的做法是，延缓患者继续服用锂盐，尤其是因为患者的饮食可能会发生突然的变化，或者患者有可能会被要求进食并采用静脉注射治疗。

这种情景下患者更可能锂盐中毒。而且，患者几天不吃锂盐也不太可能会突然极度躁狂。即便发生这种情况，也是容易治疗的。

心血管药物对患者精神方面的影响

以下列举了一些治疗心血管疾病的药物，我们给出了每类药物对患者精神方面可能会造成的不良反应，以期让读者对此方面有所了解。

1. 抗心律失常药（如普鲁卡因胺、氟卡尼、丙吡胺、美西律）：包括抑郁和精神错乱。

2. β 受体阻滞剂（如普萘洛尔）：最常见的不良反应是

抑郁，较少见的影响是患者会做很生动的梦或噩梦，甚至表现出精神病性表现。更新型的 β 受体阻滞剂（如阿替洛尔和美托洛尔）更有选择性，或许对患者精神方面的影响较少。

3. 降压药：

（1）利血平（该药虽已被停止使用，但市面上仍有一些复方药剂依然有利血平的成分）：可能会导致抑郁。

（2）甲基多巴：可能出现抑郁、注意力无法集中、幻觉、偏执以及其他一些精神病性症状。

（3）氯压定：其不良反应同上者类似，只是程度较轻。

（4）钙通道阻滞剂（如维拉帕米、硝苯地平、地尔硫䓬、尼莫地平和氨氯地平）：不良反应包括抑郁和心理混乱。

（5）哌唑嗪：可能会使焦虑感和抑郁感增强。

（6）血管紧张素转化酶抑制剂（如卡托普利、依那普利、喹那普利、雷米普利）：影响包括神经质、抑郁及性欲的降低。

4. 洋地黄制剂：不良反应包括抑郁、幻觉和谵妄。

精神药物对患者心血管的影响

下面同样列举了一些药物（虽然还非常不全面）及其对心血管可能的影响。另外您需要知道，如果患者服用这些药物真的出现了不良反应，那些之前就有心血管疾病的患者身上更可能出现不良反应。

1. 选择性 5- 羟色胺再摄取抑制剂（SSRIs）：作为最重要的抗抑郁药，通常情况下，此类精神药物不会对心血管产生不良反应，即便对于那些已经患心血管疾病的患者来说同样如此。但是个案报道发现，服用此类药物和心律失常、受损血管的血管收缩有关。

2. 三环类抗抑郁药（TCAs）：自从SSRIs被证明对患者有效，由于对心血管的不良反应，TCAs几乎成了抗抑郁药的后备军。TCAs会导致体位性低血压和传导功能障碍。例如，PR、QRS、QT间期延长，伴随着潜在的原发性、二次、三次心传导阻滞。TCAs还会造成窦性心律过速、室上性心动过速、室性心动过速和心室纤维性颤动。服用的剂量过大还会对心脏造成严重影响。

3. 其他抗抑郁药：

（1）文拉法辛：这种药会阻碍神经元对5-羟色胺和去甲肾上腺素的吸收，还会导致血压升高，尤其是当服用的剂量较大时，更易出现这些不良反应。因此，服用此药期间需要监控患者的血压。

（2）安非他酮：这种单环类抗抑郁药可能会抑制多巴胺的再摄取。研究发现此类药物偶尔还会造成体位性低血压，有时甚至会导致高血压。研究发现此类药物能帮助人们戒烟，因此会对心血管疾病患者的治疗有所帮助。

（3）曲唑酮：有人认为这种药是一种新型的三环类抗抑郁药物。该药一直被称作SSRIs的辅助药物，帮助解决患者的睡眠问题。相较于以前的TCAs，曲唑酮对心血管的不良反应较少，不过它会造成体位性低血压及各种类型的心律失常。该药和其他会导致QT间期延长的药物一起服用时，您需要格外注意。

4. 单胺氧化酶抑制剂（MAOIs）：如果患者吃了富含酪胺成分的食物，此类药可能会导致严重的高血压。如果把MAOIs和感冒药、许多其他抗抑郁药及哌替啶一起服用，药物的相互作用也会导致上述情况的发生。该药最常见的不良反应是体位性低血压。

5. 哌醋甲酯及其他兴奋药剂：高血压患者严禁服用哌醋甲酯。应密切监测正在服用此药患者的血压情况。过量服用哌醋甲酯或其他类兴奋药物会导致严重的心血管问题，如血压不稳定、心律失常和循环性虚脱。

6. 情绪稳定剂：锂盐会导致心电图的 ST-T 波的小幅波动。不过对于锂盐中毒的患者可能会出现传导紊乱和心律失常。

7. 精神安定药：人们又重新对某些精神安定剂导致 QT 间期延长这一事实表现出兴趣，精神安定剂的这一影响会导致多种问题，从晕厥和心悸到心跳加快，甚至猝死。一项关于常用精神安定剂的研究发现，与更高比例的 Q-T 间期延长的患者最为相关的是甲硫达嗪，其次是齐拉西酮、喹硫平、利培酮、氟哌啶醇和奥氮平。另外，精神安定剂还会造成低血压。其中氯氮平、氯丙嗪、甲硫达嗪、美索达嗪是最有可能造成严重低血压的药物，氟哌啶醇则是导致低血压可能性最小的药物。

药物相互作用

虽然这听起来很难，但作为联络会诊医生，对于您推荐或审查的任何药物，您都应该非常熟悉这些药物之间可能存在的相互作用，这是您的职责。您可以借助《医生案头手册》（*The Physicians' Desk Reference*）、医院数据库和新型软件程序帮助您了解药物的相互作用。尽管理论上药物之间的相互作用有很多，但实际上，在临床上达到显著水平的情况是相当少的。总的来说，药物之间的相互作用不是禁忌证，但我们需要对其加强监控。下面列举了一些重要的药物相互作用（精神药物和心脏疾病药物之间的相互作用）。

1.SSRIs：高蛋白结合亲和力会影响地高辛在血液里的浓度。一项研究发现，和帕罗西汀一起服用时，患者血液里的地高辛浓度会增加。还有一项研究记录了患者的凝血酶原时间，发现当氟西汀和华法林同时服用时，凝血酶原时间会增加。因此，任何时候，当SSRI类药物和华法林一同服用时，应密切监控患者的凝血酶原时间。

2.吩噻嗪类药物：当血管紧张素转化酶抑制剂和吩噻嗪类药物一起服用时，尤其是药效较低的吩噻嗪类药物（如氯丙嗪），或许会导致严重的低血压和体位性低血压。

3.苯二氮䓬类药物：如果同时服用苯二氮䓬类药物和钙通道阻滞剂（如地尔硫䓬和维拉帕米），苯二氮䓬类药物在血液中的浓度可能会升高，同时伴随有更强的镇定效果。消胆胺会降低劳拉西泮在血液中的浓度。苯二氮䓬类药物则会使地高辛在血液中的浓度升高。

4.卡马西平和锂盐：钙通道阻滞剂会使锂盐、卡马西平在血液中的浓度升高。如果和利尿剂一同服用，锂盐在血液中的浓度会骤然急剧上升。所以，如果患者同时服用这两种药物，就应密切监控患者情况。血管紧张素转化酶抑制剂会使留在身体内的锂盐增加，β受体阻滞剂也会使锂盐的肾清除率降低。

5.丙戊酸钠：消胆胺会降低身体对丙戊酸钠的吸收。

双心医学的其他一些问题

性和心脏疾病

任何强体力劳动或极端的情绪都会导致突发心绞痛，或导致有严重心脏病的患者突发心肌梗死。尽管在现实中很罕见，但从理论上来说，强烈的体力或情绪包括性活动。

心脏病患者有时因为听到的一些消息（有人在偷偷进行性活动时突发心脏病猝死）而完全规避性活动。这种担忧尤其常见于那些刚出院的心脏病患者及其伴侣。绝大多数心脏科医生认为，只要没有心绞痛的症状，患者在心脏病恢复后是可以继续进行性活动的。但是如果存在心绞痛的现象，最好建议患者在进行性活动之前能服用硝酸甘油，类似情况的还有，患者在爬步行楼梯前也最好服用硝酸甘油。对于患者及其伴侣来说，谈论性这个话题往往让他们感到尴尬、羞耻和愧疚。最好是当患者还在住院时，与患者及其伴侣谈论这个话题。如果性这个话题进行得不是很顺利（有冲突或难以进行），您可以先简短地对他们进行一次心理治疗，这样或许会有所帮助。西地那非（伟哥）和其他类似的药物为治疗勃起功能障碍打开了新的局面。有一点极其重要，您必须知道，这类药是严禁用在正服用硝酸盐的心脏病患者身上的。对于患有严重冠状动脉疾病的患者，即便他们当时没有服用硝酸盐，您也应该提醒他们这一点。因为这种药会非常迅速地提升性能力，以至于患者可能会进行过多的性活动，这就给患者的心力储备造成危害性的压力。

联络会诊的可能性

考虑到越来越多的证据表明，抑郁和心脏疾病之间存在联系，联络会诊精神科医生和心脏科医生开展密切的合作就变得很有意义。对于一些涉及面广泛的项目（包括预防保健），联络会诊精神科医生或许能够为这些特殊项目的发展提供一些独特的技术，或许也能直接提供一些身心服务。联络会诊精神科医生在双心医学领域可以做哪些工作？以下列举了一些联络会诊的例子，以供参考。

1. 开展减压团体。

2. 参加一些计划中或正在运行的项目，用以改变患者的生活方式。

3. 定期到 CCU 查房，访问患者，同医护人员会面。

4. 加入器官移植团队，成为其中一员。

5. 你可以定期在那些关爱心脏病患者和家属的心脏俱乐部，您可以定期在那里做一些演讲。

6. 偶尔也可以在器官移植患者及其家属团体、心脏除颤器患者及其家属团体等这样一些特殊的团体做一些演讲。

7. 参与戒烟项目。

心理肿瘤学

基本概念

· 很多人都错误地认为被诊断为患有癌症就意味着被宣判了死刑。

· 这种错误的观念会导致健康的人也谈"癌"色变，还会导致癌症患者病理性地采取否认的心理防御机制。

· 如果某位至亲患癌，绝大多数的人都会有一种"报应情结"，即害怕自己也会在同样的年龄患癌。

· 超过50%的癌症患者至少有以下三种精神障碍中的一种：适应障碍、焦虑症、抑郁症。

· 永远不要把癌症患者的抑郁症状看作是一件人之常情、意料之中的事，而是要用上您毕生所学的各种精神药理学及治疗技术，积极地应对处理。

如果您需要为癌症患者进行联络会诊，通常人们会认为，这意味着您需要帮助患者面对即将到来的死亡这一问题。一般癌症患者都会害怕自己会变丑或残疾，害怕从此生活得依靠他人，也害怕自己最后会痛苦地死去。如今这些都已不是问题。今天，癌症治疗已然更加有效、技术更加尖端。癌症患者的寿命比之前更长，现在他们经常会产生一系列复杂的心理问题，而对于这些常见问题，您应该做到非常了解。如今许多现代癌症中心都设立有一个心理健康专家团队，他们负责处理以下问题：缓解癌症患者及其家属的压力，提供社会心理教育，提升肿瘤治疗人员的治疗性沟通技术。

癌症的诊断

癌症恐惧

很多人都极度恐惧癌症，这种恐惧感甚至会影响到人们的生活。这份恐惧源自一个事实，25～50年以前，许多癌症患者都无法得到有效的治疗。人们倾向于认为，被确诊患有癌症就意味着被判了死刑。尽管在癌症的早期诊断和治疗方面已经取得了巨大的进步，但很多人依然是谈"癌"色变。对于那些可能会被确诊为癌症的患者，当您和他们沟通交流时，您首先需要意识到的一点就是他们对于癌症的恐惧。您需要从"报应情结"这一角度来应对这类患者，他们会因为自己的双亲或亲戚在某年龄患癌而担心自己也会在这个年龄患癌。同样地，那些有癌症恐惧的患者可能会有其他令其饱受煎熬的心理冲突，临床医生在应对这类患者时需要从这些心理冲突方面考虑。我们用下面的一个案例来解释说明。

案例：不想走母亲的老路

患者是一位69岁的退休教师。40年前她与其好朋友结婚，现膝下有四个孩子，均已成年。患者无精神病史。5年前她遭遇了一场车祸，当时生命危在旦夕，在医院住了2个月，但她很快从不幸遭遇中调整了过来。这位患者患有乳腺癌，现已接受单纯乳房切除术，正在接受术后的化疗。鉴于她只是身体的局部病变，而且也没有出现淋巴结转移或远处转移，她的预后情况还是挺好的。

　　然而，该患者看起来却非常焦虑、恐惧。她睡眠不好，无论是化疗时短暂住院期间，还是在家，都休息不好。她一直沉迷于和孩子们讨论她的生前遗嘱，另外，她希望必要的时候能使用无海洛因的疗法，但她特别担心她的丈夫不会同意这一想法。

　　这位患者同意会见精神科联络会诊医生，这位医生是她之前见过的，当时她车祸受伤，在康复期间做常规保健时曾见过这位医生。她向医生吐露了自己内心深处的忧虑，并讲述了她最近常做的一个梦，梦里她在极度痛苦中离开了世间。患者的母亲在68岁时得了卵巢癌，并在住院6个月后因癌细胞转移去世，在此期间，患者都陪在她母亲身边照顾她。她坚信当时医生也一直担心母亲会因止痛药使用过多而药物成瘾。当时患者的哥哥曾一度坚持，在母亲的后期治疗阶段，采用实验性疗法。当时她每天都陪在母亲身边，因此她记忆中全是她母亲恳求能结束自己的生命，而她却不知该如何回应的画面。一直以来，她都活在恐惧当中，害怕自己也会在母亲患病年龄患癌。

　　在得到该患者允许的前提下，会诊精神科医生能够与患者、医生及患者家属进行多次访谈。医生告诉患者，她的预后情况很好，让她放心。还告诉她，她的主治医生提倡姑息治疗，必要的时候，包括疼痛管理。医生和家属也都重新审视了患者希望在病情发展到末期阶段进行无海洛因疗法的意愿。开放性的讨论使患者与其家属关系更加紧密。

确诊癌症后的心理反应

　　在患者能够接受被确诊为癌症之前，通常要经历好几个阶段。这些阶段与库伯勒－罗斯提出的接受死亡的阶段非常相似。与逐步接受死亡的阶段不同，真正的患者在面临死亡时的状态通常是左右摇摆的。了解每个阶段的动态变化能很好地帮助联络会诊精神科医生在与刚被确诊为癌症的新患者沟通时正确应对一些心理并发症。

1.否认：否认的极端形式可以是一位女性在乳腺肿块已呈真菌样时才第一次去看医生，抑或是一位男性血便长达一年之久，且一直感到虚弱无力、疲累、没有胃口，体重减轻很多之后才想起寻求医疗途径解决。对于那些明显采取否认防御机制的患者，您需要警惕一种可能性，即这类患者可能有妄想或自我极度脆弱。

在最后不得不面对自己患癌的事实并需要得到治疗时，这类患者可能会自杀。另外一种否认形式更加不露声色、不容易被察觉。采取否认这种机制的患者会表现得过度乐观，也从不去考虑预后严重这种可能性。请记住，患者一定程度上采取否认的防御机制是有适应性的，尤其是如果否认机制并没有影响到患者接受足够治疗的情况下。

2.愤怒：精神科医生经常会在患者对医生及治疗团队表现出愤怒和敌对情绪时被召唤去做联络会诊。患者可能表现为拒绝接受诊断结果，或希望换掉自己的医生，抑或违反医嘱要求出院。这些都是刚确诊癌症后患者的心理防御反应。在此阶段，患者会表现出对会诊精神科医生或医疗团队的挑衅行为。您需要做好准备去帮助医院同事理解并应对患者的这些反应。我们在本书第16章对这种心理治疗技术进行了详细、全面的讨论。

3.讨价还价：在此阶段，患者开始和上天、命运讨价还价。他们向上天保证，如果能顺利渡过此次难关，从此以后一定做出改变，过不一样的人生，努力活得更好，做一个更道德的人。在此阶段，患者可能会对自己的肿瘤科医生过度理想化，变得很依赖他们。他们确信医生可以实现自己向上天许的愿。如果患者的治疗不顺利，他们就会责怪医生，这会导致医患关系的破裂。

4.接受：此阶段，不同的人情况各不相同。有的患者可能会接受自己患有癌症这一事实，但可能还无法接受严重的预后。还有的患者可能已经经历过上述各个阶段，并能接受自己已处于生命最后阶段的事实。患者接受自己患有癌症后，就会同意接受各种治疗，也会动员自己的社会支持系统来帮助自己。患者对病情的接受有助于他们重获对疾病的掌控感，如此一来，他们就能继续生活，哪怕生命已不长。

焦虑和癌症

焦虑是癌症患者最常见的反应。我们建议您找到令您的患者感到害怕的特定原因。癌症患者焦虑的常见原因如下。

1. 患者对未知的恐惧导致的一种不受控制的焦虑感。

2. 患者对死亡的恐惧导致与分离焦虑有关的焦虑情绪（例如，害怕和所爱的人分开以及和父母分开）。

3. 患者害怕身体受到毁坏会导致一种普遍性的恐惧，害怕身体的完整性受到损害，害怕性器官或性功能受到损害，害怕身体外貌发生改变。

4. 对封闭空间感到害怕（幽闭恐惧症）也会导致焦虑，这种焦虑会在以下场景中被诱发：做磁共振成像检查时或其他需要在封闭空间进行的活动时，需要长期住院、一直待在病床上时，或想象死后待在密闭的棺材里。

5. 对身体症状复发感到害怕会导致焦虑，如预感自己会感到疼痛或恶心，预感化疗时会呕吐或预感癌症会导致呕吐。

表 3.1 概括了一些与癌症有关的不同类型的焦虑。

处理焦虑最好的办法就是与患者建立一个共情的、支持性的关系，在这种关系中，患者对您感到足够的安全，从而会向您表露，并与您一同探索自己对于癌症的各种担忧、幻想和误解。采用认知疗法以纠正患者关于癌症的错误观念，另外，教患者一些减压和放松心态的方法。

使用一些精神药物同样相当有用。您需要熟练使用抗焦虑药物，如苯二氮䓬类药物和丁螺环酮，还要熟悉各种典型、非典型精神安定药的使用。选择性 5- 羟色胺再吸收抑制剂类药物（SSRIs）对缓解癌症患者的疼痛和焦虑症状也相当有效。

抑郁和癌症

大约有 1/4～1/3 的癌症患者有未被识别和未经治疗的抑郁症。住院治疗的癌症患者和癌症晚期患者，患抑郁症的风险更高。抑郁症患者的症状包括失眠、食欲差、快感缺乏、疲乏无力、焦虑、易激惹、注意力不集中和自杀。临床医生通常发现不了癌症患者的抑郁症，因为他们认为那些抑郁症状是由癌症本身引起的。

有时，患者家属甚至一些临床医生也认为，癌症患者的抑郁是意料之中的事。

当癌症患者的抑郁症状持续 2 周以上，并且认知功能方面的症状（如低自尊、无望感、无助感、自我贬低以及不同程度的自杀倾向）已经很明显时，就可以确诊其患有抑郁症。

抑郁和癌症之间的关系很复杂。显然，癌症会引起重度抑郁。表 3.2 列举了一些导致癌症患者抑郁的因素，包括一些药物及其他与癌症治疗相关的危险因素。

已有研究隐含着这一信息：情绪状态会引发癌症或加重病情。已有报告表明，对于乳腺癌患者，那些充满斗志的患者比隐忍接受病情的患者的存活率更高。另外，相较于从未结过婚或已婚的女性，寡妇的癌症死亡率更高。

表 3.1　癌症患者抑郁的原因

情境因素

确诊癌症，讨论预后

病情急转，疾病 / 治疗

与亲人或医护人员发生冲突

预料到即将来临的可怕的治疗过程

等待检查结果

治疗结束后害怕癌症复发

与癌症有关因素

疼痛没有得到良好控制

代谢异常

激素分泌肿瘤

副肿瘤综合征（远程中枢神经系统远隔效应）

与癌症治疗相关的因素

令人感到害怕或痛苦的治疗过程（核磁共振成像、伤口清创术）

使用了会产生焦虑的药物（止吐剂、精神安定药物、支气管扩张剂）

戒断状态（阿片类药物、苯二氮䓬类药物、酒精）

因周期性的化疗导致的条件性焦虑（预期性焦虑）、恶心、呕吐反应

先前存在的焦虑症恶化

恐惧症（对针恐惧、幽闭恐惧症）

惊恐或广泛性焦虑症

创伤后应激障碍（大屠杀幸存者、越战老兵、回想起亲属因癌去世）

强迫症

（转载自以下参考文献且已获得许可：Holland JC, Friedlander M. Oncology. In: Blumenfield M, Strain JJ, eds. Psychosomatic medicine. Philadelphia: Lippincott Williams & Wilkins, 2006:132. ）

表3.2   癌症患者的抑郁危险因素（与医疗相关的危险因素）

疼痛没有得到良好的控制

其他慢性疾病或慢性致残；癌症晚期

癌症治疗药物

皮质类固醇（强的松、地塞米松）

干扰素、白细胞介素 –2

化疗药物（长春新碱、长春花碱、甲基苄肼、左旋门冬酰胺酶）

其他药物

甲氰咪胍

吲哚美辛

左旋多巴

甲基多巴

喷他佐辛

苯甲吗啉

苯巴比妥

普萘洛尔

萝芙木类生物碱

他莫昔芬

抗生素

两性霉素 B

其他医疗状况

新陈代谢（贫血、高钙血症）

营养（维生素 B_{12} 或叶酸缺乏症）

内分泌（甲状腺功能亢进或甲状腺功能减退、肾上腺功能不全）

神经方面（副肿瘤综合征）

癌症病发部位［胰腺癌、小细胞肺泡癌、乳腺癌、淋巴瘤（导致远程中枢神经系统远隔效应）］

（转载自以下参考文献且已获得许可：Holland JC, Friedlander M. Oncology. In: Blumenfield M, Strain JJ, eds. Psychosomatic medicine. Philadelphia: Lippincott Williams & Wilkins, 2006:132. ）

尽管这些研究结果暗指情绪和癌症之间的关系，但并没有大量文献表明抑郁真的会导致癌症。所以很显然，我们强烈建议您不要向患者暗示癌症是他们自己造成的，因为这一说法很可能是错误的，而且会使患者泄气。

癌症患者的抗抑郁治疗

癌症患者如果有抑郁症，最好的处理办法就是联合使用支持性心理疗法、认知行为疗法及精神类药物。

药物治疗

由于癌症患者一般都很虚弱，而且还会有其他医学上的并发症，我们建议您开抗抑郁药时遵循小剂量开始缓慢加量的原则。请一定要记住，癌症患者一般都在使用大量不同种类的药物。所以您在给患者开抗抑郁药前，最好先了解下是否会有药物的相互作用。我们已经在本书第 2 章对这类药物的使用做了概述。尤其是 SSRIs，这类药在癌症患者中有着完善的追踪记录。

有时候癌症患者会突然出现重度抑郁，他们会停止或几乎停止营养摄入，心理运动能力明显降低，并且几乎不和他人沟通交流。出现这种情况，您可能无法确定这到底是患者的抑郁表现，还是患者病情的进一步恶化。可能患者在服用一般的抗抑郁药治疗后疗效很好，但如果他们的抑郁已经严重威胁到生命，您绝不能采用这种方法等待几周以观察疗效。对于这种紧急的情况，我们通常会尝试使用精神兴奋剂。您刚开始可以使用右旋安非他命（早晨和中午各服用 2.5 mg），并逐渐增加剂量。如果患者使用这类药物后见效（一般您很快就能发现药物是否有效），您就需要马上增大药物的摄入剂量，并准备好和患者沟通交流。这种兴奋剂可持续使用长达几周，同时也可服用一般的抗抑郁药物。如果患者之后又出现了这种严重的抑郁症状，您可以重复以上步骤，必要时还可以长期进行下去。

对于任何精神兴奋剂，如果患者有患高血压的倾向，您一定要小心谨慎地使用；而对于有心脏疾病的患者，我们建议您先进行一次心脏病会诊再决定精神兴奋剂的使用。另外，哌醋甲酯同样可以作为一种兴奋剂来使用。

案例：重新出发的消防员

患者是一位 72 岁的退休消防员。他因肺癌接受了部分肺切除手术，现在正处于术后治疗阶段，最近刚做完一轮化疗。他突然不吃饭，而且看起来像是已经放弃治疗。该患者曾有酗酒习惯，但最近 5 年内没有喝酒。患者的妻子去世后，他的家人发现他变得沉默寡言又抑郁，这种状态持续了约 6 个月之久。但当他得了肺炎又得知自己患有肺癌时，他似乎正从之前的那些负面情绪中慢慢走出来。

当精神科联络会诊医生见到这位患者时，他看起来注意力无法集中。会诊医生很难判断他定向力是否正常。但经过诸多努力，医生可以确定，患者知道自己在哪儿，也知道当时是哪一年。患者的情感淡漠，否认自己抑郁或者想自杀。他也不愿意接受一次全面的精神状态检查。尽管会诊医生当时怀疑患者的癌细胞转移到了脑部，但神经检查和脑部 MRI 检查结果均显示一切正常。会诊医生还考虑患者有精神错乱的可能性，但并没有精神状态检查结果支撑这一观点。

会诊最后决定给患者服用氟西汀，刚开始每天服用 10 mg，然后在 4 天内逐渐增至每天服用 20 mg。但是，考虑到患者的情绪状态正在恶化，而且任何抗抑郁药物需要几周时间才能发挥药效，在患者的心脏状况和血压一直保持良好稳定的前提下，会诊医生决定让患者另外服用哌醋甲酯（每天早晨服用 5 mg）。效果可以说是立竿见影，患者开始与他人闲聊，也开始吃东西。5 天后，患者重新出现了之前的症状。医生遂决定增加剂量，在之后的 5 天内增至每天 15 mg。之后患者的状态明显好转，而且在之后的 2 周内体重增加了数千克。他开始和家人交谈，变得有说有笑。精神兴奋剂在 2 周后便停止使用，氟西汀的服用剂量增至每天 40 mg。之后患者的状态一直保持良好，并从住院部出院转到门诊部进行随后的医药和精神治疗。

心理治疗

特定癌症的外科手术效果及治疗：有一点很重要您需要谨记，那就是癌症及对其的治疗会对患者的身体造成很大的负面影响。患者在接受治疗后可能会发现，在没有外界特殊的帮助下，他们可能无法行走、说话、吃饭或呼吸。还有其他一些常见症状包括持续的虚弱、疲乏、恶心和呕吐。癌症直接造成的影响是导致患者的体重骤降，而化疗则会导致患者的体重增加和脱发。

以上所有这些身体上可能产生的变化都会影响患者的自我形象及身体意象，也会导致患者出现重度抑郁。对于自己部分身体或身体功能的丧失（或预计自己身体会有如此缺失），患者可能会有一段时间为此伤心难过。正如为人际关系的丧失感到伤心一样，您可能会注意到患者开始把满腹心思都放在那些失去的东西上，开始整日思考这种缺失意味着什么。随着患者能逐渐接受现实，他们偶尔会重新出现那种强烈的负面情绪。如果患有抑郁症的癌症患者没有向您倾诉这些问题，那么您就需要谈及此事，因为这些让人棘手的问题非常重要。

对于一些患者，失去性功能、无法生孩子或不再被看作是有性的一类人，不论这些是由于自己身体外貌上受到的损坏还是源于功能的丧失，这些都是能让他们感到极度痛苦的事实。尽管这些问题主要发生在乳腺癌、子宫癌、前列腺癌和睾丸癌患者身上，但许多其他种类癌症也可能给患者造成相似的影响，可能造成这些影响的途径有系统性效应、解剖治疗间接导致、手术的性质、化疗或放射疗法。

环境影响因素：研究发现，有较少社会支持的患者通常预后情况更差、应对疾病的技能更差。因此，对于这类患者，您需要鼓励他们联系自己的朋友、家人，而在见到他们时，您需要让他们给予患者更多的支持和关心，以增强患者的社会支持。当然，您也需要注意一些个别情况，如患者的家庭成员之间长期存在冲突，这种情况下家人的参与不能给予患者支持，而是火上浇油。

现在社会上有各种区域性或国家性的自助团体，患者都可以参与。您需要了解您所在区域的这类组织的信息，并适时地把合适的患者转到这些组织。癌症患者如果想要寻求社会支持和相关教育，互联网非常有用。我们在本书的最后列举了一些相关的网站及链接。

性格：您需要认真、仔细地评估患者的性格和人格特质，因为这些因素与患者是否能够积极适应自身严重的疾病有关。乐观、幽默以及能够在糟糕的事情中看到好的一面，这些都是有用的特质，您需要鼓励患者的这些性格特点。相反地，如果患者担心自我价值以及自己的将来，并对此抱有悲观想法，这种心理倾向在研究文献中多被定义为是"神经质"，并且其与糟糕的情绪调节相关。

报应情结：您一定要评估判断患者的癌症家族史。那些对患者来说有着重大意义又重要的家人如果患有癌症，您需要询问这些患者家人的患病情况，包括复发情况。如果患者曾经亲自照护过患有癌症的家人，您需要询问他们关于其家人当时所遭受的痛苦，他们当时都了解这些，因为这类经历的记忆往往会影响患者以后对痛苦的恐惧和预期。如果患者曾经照护的是自己的父母，他们通常就会有根深蒂固的预期，认为自己也将会有相同的遭遇。让患者把这类想法公开地说出来往往能让他们释怀，您也能对患者有一个真实的评估。

扭曲的沟通：在针对癌症患者的联络会诊工作中，我们一再地遇到这样一个问题——交流的失真。所有疾病当中，癌症是人们最难去讨论的一种，因为它携带着一种生命即将终结的气氛。很常见的一种情况是，临床医生提出的精神科联络会诊请求，往往是针对那些尚未被告知自己确诊有癌症的患者。这种欺骗可能是患者的家人一直对患者隐瞒其病情。但我们也遇到过癌症患者要求对其家人隐瞒自己的病情这种情况。即便当癌症确诊这件事已经是公开的事实，患者与其家人可能依然会试图向对方隐瞒癌症的预后或致命性。

对于这类情况，我们的做法是询问患者及其家人，他们认为诊断结果或预后可能会是什么。从足够多的案例中我们发现，那些被隐瞒实情的人其实早已清楚地知道事实的真相。但如果情况并非如此，您就需要仔细分析一下为什么癌症的实质不为他们所知，这样做有助于您在随后处理这种棘手情况时做出最佳决定。有时候双方都认为他们必须保护另一方。如果患者及其家人之间有着非常紧密的情感纽带，他们预料将会失去亲人时就会有非常强烈的情绪，以致双方都很难去讨论实际情况。

还有一些情况，患者避免去讨论癌症的严重性，这种做法属于否认防御机制。当患者感到自身以及自身完整性受到严重威胁时，他们就会采取否认的防御机制。让患者认清楚现实并非是这种情况的最佳指导原则。患者不会轻易地放弃心理防御，除非存在某种有价值的事物来取代防御机制。对于这种情况，在让患者开始面对癌症这一现实之前，您需要先和患者建立良好的密切的关系。患者通过会诊和医生建立良好的联系，这样在他们放弃心理防御时，这种紧密的联系通常就能够支撑他们。

与某些特定癌症有关的精神性问题

乳腺癌：每九个女性中就有一个女性在其生命某个阶段得过乳腺癌。2001 年，据估计每 6 分钟就会新确诊 1 例乳腺癌，每 13 分钟就会有 1 名女性因乳腺癌去世。那些一级亲属患有乳腺癌的女性，其患病风险是其他女性的 3 倍之多。那些有明确乳腺癌家族史的女性有时会在任何病理症状都未出现之前就选择切除双侧乳房，尤其那些遗传标记显示患癌风险很高的女性更是如此。那些接受了根治性乳房切除术的女性往往会产生各种心理问题，从丧失感、低自尊，再到严重的抑郁。乳房重建手术为这类女性提供了新的选择，而且对她们的心理健康也有所助益。个人和团体治疗对乳腺癌患者的心理康复均相当有效。已有研究表明，如果在癌症的诊断、治疗初期阶段患者就开始接受心理治疗，对于其维持心理健康会更加有效。

妇科癌症：尽管常规宫颈涂片重要到可以救命，但由于缺乏相关知识，也没有去做检查的自我意识，再加上心理上的羞耻感，这些因素有时候会造成女性回避去做这么重要的一项筛查。妇科癌症经常导致女性的性功能障碍。如果女性患者的伴侣能参与心理治疗，这对治疗会有所助益。因癌症治疗而失去生育能力对女性来说也是一个巨大的心理打击。研究发现，相较于同龄其他女性，妇科癌症患者得抑郁症的概率更高。

前列腺癌：我们在前面"妇科癌症"这一部分讨论过的许多问题，同样适用于患有前列腺癌的男性。一些男性拒绝直肠检查，或许是因为他们忽视了前列腺癌的危险性，或许是因为他们的一种信念，即他们认为在肛门里插入东西将会威胁到自己的男子气概。一旦被确诊前列腺癌并接受了治疗，患者很容易出现阳痿和失禁，这会让患者感到尴尬和羞耻，并进而引发精神病综合征。对于有此类问题的男性患者，支持小组对他们来说会非常有用。

霍奇金病及霍奇金淋巴瘤检测：这类癌症会导致患者不孕，尤其是那些较为年轻且随后有情绪问题的男性。对于这类男性，他们可以选择在癌症治疗之前先保存自己的精子。除了不孕，霍奇金病患者在治疗过程中还经常表现出疲乏、抑郁、焦虑和易激惹。对霍奇金病患者的心理关注主要涉及患者精力的逐渐恢复，以及患者对疾病复发的恐惧。

胰腺癌：胰腺癌患者在表现出疾病的各种症状之前会感觉烦躁不安，这是临床上很早以前就有的小常识。多种研究发现，相较于患有其他腹腔肿瘤的患者，胰腺癌患者更容易出现抑郁和一些焦虑症状。通常，这些心理症状比胰腺癌引起的身体症状更早出现。人们猜想可能的原因是由几条生物学路径（神经生物机制、代谢机制、神经内分泌机制）导致的。

脑瘤：脑瘤会导致患者精神状态的变化，包括抑郁、谵妄、痴呆或癫痫发作。无运动症状的部分性复杂癫痫发作同样是脑瘤病发的一个信号。有造影剂的脑成像是诊断脑瘤的最佳途径。任何在 40 岁以后首次出现精神病性崩溃的人，都应该去做一次脑成像以排除脑瘤的可能。某些特定癌症很容易转移到脑部，且患者会出现精神状态的变化。肺癌是最常见的一种转移到脑部的肿瘤疾病，肺癌病发初期与晚期分别有 10% 和 30% 的患者会出现癌细胞转移到脑部的情况，在患者被癌症压垮之前，癌细胞转移到脑部会发生在病程的任何时期。对于乳腺癌患者，在其病程的任何时期，会有 6%～20% 的患者出现癌细胞转移到脑部。

肾癌：患者癌细胞转移到脑部的可能性有 11%～13%。软脑膜癌患者的脑成像可能显示正常，可以通过脑脊髓液中的恶性肿瘤细胞确诊。

团体治疗与癌症

前面我们间接提到，人们发现团体治疗可以减轻癌症患者的压力，降低死亡率。斯坦福大学的 David Spiegel 及其同事完成了一项非常重要的研究，超越生命的极限（Living Beyond Limits），他们把患有转移性乳腺癌的女性患者随机分配到两组，一组女性（实验组）除了接受药物治疗以外，每周还接受一次支持性的团体治疗，这种治疗方法持续一年；另一组女性（控制组）仅接受药物治疗。研究结果发现，相较于控制组，接受团体治疗的女性患者更少出现情绪紊乱、更少表现出恐惧症性反应，实验组女性病发后平均寿命是 36.6 个月，而控制组这一数据则是 19 个月。另一项由 Fawzy 所做的研究中，刚被确诊患有恶性黑色素瘤的患者被随机分配到两组，一组参加了为期 6 周的心理健康教育团体，另一组作为控制组。结果发现，相较于控制组，参加心理健康教育团体的患者更少出现心理上的紊乱，且研究结束后死亡案例也明显更少。

关于戒烟，精神科医生可以扮演的角色

30% 的癌症死亡和 87% 的肺癌死亡都和吸烟有关。研究发现，女性和未成年人的吸烟率变得更高，这可能与这些群体癌症病发率的上升有关。很多长期吸烟的人认为，即便现在戒烟也不可能逆转吸烟对身体已经造成的伤害，但已有研究发现，烟民戒烟五年后其死亡率可以降低 30% 到 50%，这一数字根据癌症的不同类型而有所不同。遗憾的是，仅约 1/3 的烟民会尝试着一年内严格戒烟，且仅 2.5% 的吸烟者能够成功实现戒烟一年的时间。

约 85% 成功戒烟者似乎都采用以下方法中的某一种：突然完全停止吸烟、逐渐减少吸烟或参加自助团体。其余一部分人则采用了其他各种不同的技巧成功戒烟，包括替代疗法（用尼古丁贴片或口香糖替代吸烟）并辅助使用一些精神药物如安非他酮（Wellbutrin 或 Zyban）治疗。参加自助团体和行为治疗小组（包括不同单元，电话咨询或事先安排好的吸烟计划）对于戒烟都是有用的。那些需要应对癌症患者的精神科联络会诊医生们需要对这些方法技巧非常熟悉才行，这样才能和患者对此进行深入地讨论。有人建议，应该把患者的吸烟状况视为其"生命体征"的一部分。有一个策略您可以使用，即戒烟四步走模型（询问患者烟草使用情况、建议患者戒烟、协助患者制订戒烟计划、

安排追踪与监测过程）。对计划中的吸烟行为，需要先选择一天作为患者可以抽烟的目标日期，抽烟频率会有所不同，吸烟间隔可以减少，也可以不减少。精神科联络会诊医生经常需要教患者一些不同的行为技巧，作为辅助手段以帮助他们成功戒烟。当然，给戒烟的患者提供帮助的理想时间显然是在他们得癌症之前。

肿瘤标记物、基因检测以及筛查技术

现在出现了多种新的技术，使得检测出那些癌症病发高危人群成为可能。人们通常建议这些高危人群改变过去的一些行为习惯（如吃致癌食物、过度晒太阳），以期延迟癌症的病发时间。

很重要的一点是，患者在做基因检测之前，能够有一个在检测前与检测后进行咨询的计划。这样做可以帮助识别出那些有精神疾病的患者，以及那些对基因检测结果心理承受力低的患者。这种程序模式被用于亨廷顿氏舞蹈症，同时也是全美国 HIV 检测前（后）使用的模式。现有少数几个遗传性肿瘤基因性状，包括成视网膜细胞瘤、多发性内分泌腺肿瘤综合征，以及由于乳腺癌易感基因突变导致的遗传性乳腺癌和遗传性卵巢癌。人们现在对乳腺癌基因检测比其他癌症的基因检测了解得更多。不过似乎只有 5%～10% 的乳腺癌完全由遗传所得。遗传突变的检测结果呈阳性并不意味着患者将来一定会得乳腺癌或卵巢癌。

现在被广泛使用的四大筛查技术有：乳腺 X 光造影检测筛查乳腺癌、前列腺特异性抗原（PSA）检测筛查前列腺癌、宫颈涂片检测筛查宫颈癌及结肠镜检查结肠癌。精神科医生几乎不会给接受这些筛查检查的患者做评估，除非患者确诊患有癌症。通过和接受过这类检查的患者接触，

我们发现，假阳性检测结果会造成患者突然性的极度担忧（可能以强迫症的方式表现出来），这种状态有时候就需要精神科医生来治疗。心理健康专业人员也可以帮助新确诊出癌症的患者应对丧失感、绝望、抑郁、焦虑、愤怒及其他强烈的情绪。精神科联络会诊医生在临床上的任务最好是能帮助患者了解到，这些筛查检测是为了患者以后的健康，接受这些检测为患者自己和医生都提供最好的治疗时机，并且做这些检测也可以帮助患者减轻一些意料之外的疾病所带来的消极后果。

联络会诊的可能性

1. 任何专门的肿瘤科室都有与精神科联络会诊医生进行联络的可能。一般会进行以下这些活动。

· 与肿瘤治疗团队一起查房，至少每周 1 次。

· 出席、参加每周的案例讨论会。

· 定期与患者所在科室的社工和护士开会。

· 可能的时候，在住院患者或门诊患者治疗初期阶段，就给他们做一些预备性的咨询，如果后期干预需要的话，预备咨询还能帮助建立您和患者之间的关系。

2. 根据报告，有很多专门的癌症科室与精神科联络会诊的成功案例。以下是几个范例.

· 骨髓移植案例中，需要对捐赠者和接受者都给予关注。

· 乳腺癌治疗案例中，您可以协助的是考虑治疗选择、遗传影响、小组治疗方案。

· 耳鼻喉癌案例中，手术导致身体外貌损坏，会诊医生可以对此进行心理治疗。另外，失去声带且以后要学习仿真语言的患者也需心理治疗。

3. 临终关怀计划和临终关怀团队中，与癌症晚期患者沟通的专业团队需要包含精神科联络会诊医生。

  4. 当肿瘤科工作人员、医生和护士在工作上需要和癌症患者打交道时，他们可能会感到悲痛。长期艰难的工作可能使他们精疲力竭，所以他们一般很乐意与会诊医生定期见面，交流讨论一些患者案例或他们的个人感受。有时，他们（尤其是护士）可能希望能参与一个正式的会议小组，以沟通交流个人感受与遇到的问题，以及学习不同的减压技巧。

心理肾脏学

基本概念

· 肾衰竭患者经常会出现谵妄的症状和征兆。

· 抑郁及其他情感障碍是仅次于谵妄和痴呆，在肾脏疾病患者中常被确诊出的心理疾病。

· 选择透析类型时需要考虑到患者的社会心理状况。

· 多数需要服精神药物的肾衰竭患者，所服剂量不应超过肾功能正常人群建议药量最大值的2/3。

· 接受透析的患者常出现性功能障碍，尤其表现在男性身上。

作为精神科联络会诊医生，当您成功应对了几个肾衰竭患者时，您可以说是通过了最严格的考验。这个群体是精神科联络会诊医生需要应对的最为复杂的一类人。除了各种使会诊情况变得更加复杂的代谢情况和身体变量，还存在着与肾衰竭相关的各种令人困惑的心理问题，包括肾移植、透析及其他。另外，抑郁症状和早期肾衰竭在症状上会有假性重叠。最糟糕的是，肾衰竭本身就会导致抑郁症。

案例：流感的背后

一位38岁的男性出现在了精神科急诊室，他已经产生妄想，声称中央情报局的人正在跟踪他。

直到他此次住院的3个月前，他的身体一直很健康，且没有相关的药物治疗史或精神病史，当时他出现了类似流感的症状，且伴随有持续的疲劳感。医学检查并没有发现任何异常，但鉴于患者的一些婚姻问题，该患者被转诊给一位心理咨询师进行心理治疗。这位心理咨询师建议患者向其全科医生沟通使用抗抑郁药的问题。医生给患者开了氟西汀（百忧解，20 mg）。在药物和心理的联合治疗下，患者当时的状况有了些微好转，但他还是持续感到疲劳，这导致了他的抑郁。几天时间里，他开始出现上述的妄想症状，便到精神科急诊室就医。当时他的体温约38.3 ℃，并且做了身体检查。他还表现出肺炎的迹象，并被 X 线检查证实。这位患者随后便住院接受治疗，医院提出了精神科联络会诊请求以追踪患者情况。次日早晨，当精神科会诊医生去见这位患者时，他的体温达到了39.4 ℃。患者已呈现显著的妄想状态，他认为自己身处一座城堡之中，且正被一群身穿盔甲的骑士追赶。他还有幻视，且这些幻觉与他的妄想内容相关。他难以集中注意力，也无法复述会诊精神科医生列举的三个物体中的两个。实验室数据显示他的白细胞计数（WBC）为 15 000，血液尿素氮（BUN）为 50，肌酐（Cr）为 2.7。尿检显示有尿蛋白。

　　会诊精神科医生确诊患者存在肾脏疾病继发的谵妄。精神科医生给患者开了氟哌啶醇，每天 2 次，每次 1 mg。医生开始对他进行持续监护，并且实施支持性的保健计划，在该计划中，工作人员可以定期进行调整，夜灯也一直开着。他接受了肾活检检查，确诊为韦格纳肉芽肿③，一种累及肺部和肾脏的自身免疫性疾病。患者接受了腹膜透析，1 周内

---

③现称肉芽肿性血管炎。

又转为血液透析。在该患者第一次透析结束后的 48 小时内，他的精神状况就好转了。这位患者及其妻子都乐意与会诊精神科医生谈谈之前患者表现出的那些精神病性症状，这些症状一直让他们和他们的孩子深感恐惧。接下来的几年，他们定期来医院接受治疗，就是在那段时间里，患者又换成了家庭透析，并最后接受了肾移植手术。

急性肾衰竭

任何表现出疲乏和抑郁的患者都应该诊断其是否患有肾衰竭。患者如果做了合适的医学检查（应当包括血肌酐水平、血尿素氮检查及尿检），那么最后做出准确的诊断就较为容易。肾衰竭加上血液中有毒代谢物的积累，患者就会出现谵妄的症状。肾衰竭患者经常出现精神状态的变化，从不易察觉的注意力和智力异常，到明显的意识错乱、嗜睡、肌阵挛症状。虽然透析可以使患者的认知功能得到一定的修复，但其他认知障碍可能持续存在。导致急性精神状态变化的原因包括大量代谢异常（如尿毒症、贫血症、低磷酸盐血症、低血糖、甲状旁腺功能亢进），以及其他一些非代谢类的影响因素（如脑血管疾病、硬脑膜下血肿、脑膜炎、脑炎、药物中毒、癫痫等）。就像通常处理谵妄情况那样，识别、治疗精神错乱的根本原因是必要的，同样必要的还有根据患者情况对症治疗。使用少剂量的氟哌啶醇可以帮助控制患者的激越状态，减少精神病性的表现，直到患者情况通过透析得到改善。由于氟哌啶醇的不良反应在肝脏即得到消解，所以让肾衰竭患者使用适当剂量的该药几乎不会有什么风险。另外，非典型精神安定药对上述症状可能也会有所帮助。

根据病情进行谵妄的诊断

患者必须表现出以下所有症状才可确诊为谵妄。

1. 意识障碍，表现出对周围环境的认识变得模糊，且注意力集中、维持及转移的能力有所降低。

2. 认知发生变化（如记忆减退、定向障碍或语言功能障碍）或不能被先前存在的、已建立的、不断发展的痴呆所解释的知觉障碍的形成发展。

3. 精神错乱是短期形成的（通常是数小时到数天），且病情在该时段内有波动的倾向。

4. 病史、身体检查或化验数据证明，精神错乱是由一般躯体情况的直接结果所导致的。

慢性肾衰竭及透析

以前，肾衰竭的预后一般都是死亡，这可能就是为什么肾衰竭被称为晚期肾病的原因。随着现代科技的发展，现在有多种透析可供使用，肾功能可以通过透析以人为的方式来维持。还有另一种可能——肾移植，该技术现已发展到即便是非亲属也可提供器官的地步。尽管这些技术可延长、拯救患者的生命，但所有肾衰竭患者还是会出现许多心理问题。对于日后需要进行长期透析这一事实，患者有很多不同的反应。单就以后需要依赖透析来维持生命这一事实本身，对患者来说就是巨大的压力，再加上患者失去独立生活的能力，不得不依靠随时都可能发生故障的机器来生活。需要进行长期透析的患者会使用到的心理防御机制包括否认、退行、攻击及压抑。当然，也有一部分人对自己的现状能够表现出成熟的接纳。工作人员与患者的相处互动也会影响到患者的情绪状态。因此，发生在工作人员与肾病患者之间的联络会诊工作是一个持续的、动态的过程。

在选择做哪一种透析的时候，理想的情况是，能够考虑到医疗因素、能获得的资源以及患者的社会心理状态，尤其是他们对独立的需求。对于那些非常需要保持自身独立性的患者，应当考虑自助保健中心透析、家庭透析或是进行肾移植。在肾病治疗团队给特定的患者推荐适合他（她）的最佳透析类型时，您的建议或许会有所助益。对患者进行心理治疗或许能帮助其认识到自己更愿意选择哪种类型的透析。

血液透析一般每周做 3 次，每次约 4~6 小时，地点可以在社区的透析中心，也可以在医院或家里。

透析时患者坐在一张舒适的椅子上，通过患者身上一个通过手术造的瘘管（通常在患者的前臂上），把身体和机器连接起来。如果没有什么意外情况发生的话，患者可以在透析过程中读读书或看看电视。过去几年里，经常会有患者出现低血压和其他并发症，此时透析机器就会发出警报声。不过现在这种情况已经不多见了，多数透析过程都是很平静的。然而，很多患者发现为了适应血液透析的要求而调整自己的生活方式还是很困难的。

家庭透析，顾名思义，是在家里进行的透析，它需要一位家属学习如何做家庭透析，并陪伴在患者身边。这就给负责为患者透析的家人造成了很大的压力。尽管家庭透析是远程的，但依然有发生紧急医疗事故的可能，患者家属不得不接受培训以处理这些突发状况，这通常会给家属的日常生活带来极大的影响。这时，家庭动力就成为此类透析能够顺利进行的一个重要影响因素。

持续性非卧床腹膜透析是患者的另一个选择。通常，先通过手术给患者植入一个导管，该导管可以通到腹腔，然后进行自我给药，通过重力流，白天进行数次，每次持续短暂时间，也可以晚上一整夜持续给药。虽然这种方法使患者有了更多的自由，食物限制也没有那么严格——因为这种方法不需要将患者和透析机连接，但这种方法也增加了感染的可能性。患者必须谨慎操作，以避免持续性非卧床腹膜透析导致感染。另外，采用这种方法透析的患者还会变胖，感觉腹胀，这些或许是他们无法接受的。

案例：夫妻同心，其利断金

患者是一位 38 岁的已婚男性，因肾衰竭需要做透析。在这位患者处于疾病急性期时，医院提出了精神科联络会诊的请求，因为他的妻子在之前的探望时间里一直坚持陪在患者身边。他们已经结婚 10 年，双方都认为他们的婚姻是亲密且幸福的。当他们一同和会诊医生面谈时，医生发现他们都会帮对方说完后半句话。一次，患者忘记了来医院之前做过的一个梦，他的妻子居然能够极其详尽地叙述出来。他的妻子还会把丈夫的病称为"我们的肾病"。他们说生活中不管要买什么东西，他们都一起去买。根据精神科联络会诊得到的信息，会诊医生和治疗医生共同决定，让患者进行家庭透析。

之后的几年内，医院一直对这位患者及其妻子进行定期回访。因为患者的妻子能够熟练地完成每周 3 次的透析，家庭透析看起来进行得十分顺利。患者继续在一家大公司上班，到了傍晚的时候做透析，并在透析的过程中辅导孩子的功课。因为透析进行得很顺利，而家庭成员中也没有合适的肾源，所以肾移植手术就被搁置了。

到了第五年，在回访的过程中，医生们注意到他们的婚姻出现了细微的不和谐，夫妻双方对彼此似乎产生了之前没有过的敌意。当会诊医生与患者妻子单独面谈时，她提到自己要去读研究生了，并且希望能够工作，至少可以兼职。她觉得自己快要窒息了，因为她有责任留出为丈夫做透析的时间。她认为自己的这一辈子将去不了任何地方了，而她的丈夫——尽管生着病——事业却依然在发展。会诊医生与这对夫妻进行了多次讨论，也分别与他们两人单独讨论了多次。他们能够坐下来讨论两人接下来的安排，并在最后做出以后继续在保健中心透析的决定。最终，这位患者提出了接受遗体肾脏移植的申请。

生命质量与透析

由于透析会有各种限制，因此患者所用治疗方式的不同，其生命质量也存在着明显差异。成功做了肾移植手术的患者，其生命质量比那些需要腹膜透析或血液透析的患者的生命质量高。抑郁在透析患者群体中较为常见（患病率达 6% ~ 34%），且可被其他医疗情况或药物所影响。如果任其发展，抑郁症状就会与更高的死亡率、更频繁的住院呈现更多相关性。

性功能障碍是透析患者经常出现的一类并发症。对于男性，可表现为勃起功能障碍；而女性则经常会出现月经周期发生改变、性欲有所降低。对于部分患者，成功接受肾移植手术后，其性功能可能会恢复如初，至少部分功能会恢复。男性患者如果失去排尿的能力，也可能会导致性功能障碍，正如抗抑郁药和内分泌变化对男性患者造成的影响。

尽管这个问题对于患者来说是相当重要的，但它往往被医护人员们所忽视。性功能障碍的治疗手段包括药物、性咨询，还可通过植入阴茎假体的方式来治疗。研究发现，使用西地那非（伟哥）和其他磷酸二酯酶抑制剂能有效治疗勃起功能障碍，药物有效率在 60%～80%，因此在男性透析患者中广泛使用。尽管您可能很想给那些有勃起功能障碍的患者开一些西地那非，但也要小心，以排除患者有潜在心脏疾病的可能。因为西地那非会和治疗心绞痛的硝酸盐发生协同效应，从而导致患者血压降低至一个危险的水平。

有 20%～25% 的透析患者死亡是因为撤回或终止了透析。患者之所以会撤回或终止透析，是因为透析经常会导致患者出现越来越多的医学并发症，这严重影响了患者的生命质量。对于那些要求停止透析的患者，需要启动精神科联络会诊来应对。关键是，很多患者都会提出他们不再想继续做透析了。显然，您需要评估患者的精神状态，以判断他（她）的意识是否清晰，并且也清楚地知道自己提出的会结束生命的决定到底意味着什么。您还需要排除患者有重度抑郁这一情况。通常的情况是，患者并没有抑郁，他们只是很现实地在考虑自己的生命质量。可以理性地决定停止透析的患者通常是那些 60 岁以上年龄的人，他们往往还患有其他慢性疾病，如糖尿病。终止透析后，患者的平均寿命就只剩 8～12 天。

作为一名精神科联络会诊医生，您可能会身处这样一个微妙、棘手的处境当中：一个具有理性的患者想要终止透析，但其家属或透析团队不同意，而患者可能因谵妄或痴呆无法做这个决定。家属可能持有患者之前所立的生前遗嘱，或者声称他们清楚地知道这种情况下患者的真实意愿。这种情况下，您的主要角色往往就是判断某种精神疾病（如谵妄、痴呆或抑郁）是否阻碍了患者做出这个决定的能力。接着，在大多数州（指美国的州。——编者著），法庭会接管这一案例。对于这种情况，医院伦理委员会将发挥作用，其可能还会与治疗团队、患者家属及精神科医生见面。肾脏团体会给接受临终治疗的患者建议姑息治疗。

案例：不是真的想离开

一位 82 岁高龄的奶奶因肾衰竭正接受中心血液透析，她本人说意大利语，生活在一个大家庭中，一家人都相亲相爱，肯为彼此奉献。大家认为她一直有抑郁症，大约 2 年时间了，她本人也经常表现出不想去进行每周 3 次的透析。她曾服用过约 1 年时间的百忧解，但并没有明显效果。最近，该患者的瘘管凝结了血块，而她身上已没有合适的部位来做瘘管了。医生建议给患者做手术制造一个血管用来透析，但这位奶奶却拒绝了。患者的家人解释说，她已经遭了太多的罪，现在就想终止透析然后平静地离开这个世界。第一位精神科联络会诊医生和这位患者面谈时，由患者的家人充当翻译，这位会诊医生本身也懂意大利语，所以能够确认这就是患者的要求。没有证据表明患者有显著的抑郁或明显的精神病。家人对于患者的这一决定感到很伤心，但又觉得应该尊重患者的意愿。

第二位精神科联络会诊医生和患者见了面，但是这一次，会诊医生没有让患者家人充当翻译，面谈时也没有让其家人在场，会诊医生让一位讲意大利语的护士长来翻译。这位患者与会诊医生交流得很好，感觉中枢也清晰，对于自己身处的环境及处境也有非常清楚的认知。患者指出，她并不想死，她很享受在家和外孙们聊聊天、看看电视的日子。她没有明显的不舒服。不过，她确信孩子们会认为现在是她该离开的时候了。她错误地认为她的医疗护理对家庭来说是一项经济负担。她还觉得，每次家人带她去做透析，肯定占用了他们宝贵的工作和家庭时间，患者甚至能举出几个例子(家人曾经说过的一些话)来证实这一说法。她坚信给她做透析管道的手术非比寻常，所以医生们很厌恶做这个手术。因此，她觉得正确的选择是拒绝接受接下来的治疗然后平静地离开。家人尊重她的决定（不想继续透析），在她看来，这恰恰证明了自己确实是家里的负担。

为了让患者接受接下来的手术并能继续做透析，精神科联络会诊医生需要为患者及其家人做一些敏感细致的后续工作。为了陪护患者透析，她的家人安排了轮班制，包括患者的外孙们也参与到其中，最后的结果可以说是所有的当事人都满意了。

与透析有关的神经精神综合征

您需要识别两种与透析有关的、特定的神经精神综合征：失衡综合征及透析性痴呆。

失衡综合征是一种短暂的精神错乱状态，通常包括头痛、恶心、易激惹、肌肉痉挛、激越、困倦、癫痫等症状，在透析的第3个或第4个小时，或透析完成后第8~48个小时内，偶尔还会出现精神病性症状。通常这类综合征会在那些经历过快速透析的患者身上发生，是由对代谢异常的过度矫正导致的。肾病科医生一般都清楚这种情况，尽管在治疗代谢异常与症状消失之间有一个迟滞期，但医生还是会治疗这类异常。

透析性痴呆是一种罕见的综合征，其特征有进行性脑病、口吃、构音障碍、言语困难、肌跃型抽搐、妄想、抑郁和癫痫。这种综合征往往发生在那些经历过慢性血液透析的患者身上，发病原因似乎与铝中毒有关，这种综合征是致命的。尽管透析性痴呆在过去很普遍，但现在由于使用了不含铝的透析液，所以发生率有所降低。目前尚无治疗方法。

终末期肾病患者的谵妄综合征及痴呆综合征的治疗。

1. 判断潜在的病因，尝试扭转或减轻病情。

2. 使用低剂量的安定剂治疗激越或急性精神病，如氟哌啶醇（一天 2 次，共服用 0.25～1 mg，采用口滴定的方式），特殊情况可考虑采用肌内注射或静脉注射的方式。

3. 非典型的抗精神病药物或许也会有用，这取决于医生的临床经验，也需要参考最新的文献及研究结果。

4. 辅助使用劳拉西泮（安定文锭）用以控制症状。

5. 绝大多数需要服用精神药物的肾衰竭患者，其使用的剂量不能超过推荐给肾脏功能正常人群最大剂量的 2/3（表 4.1）。

6. 对于那些可能会危害到自己或他人的精神病患者或神志不清的患者，应考虑对其进行持续监测，并有限制地将其束缚住。
7. 使用频繁的重新定位技术，开夜灯。
8. 在患者恢复后向其及其家人解释一下这种症状的本质。

肾移植

一般而言，对于绝大多数患者来说，肾移植是一件梦寐以求的事情，因为它让患者过上相对正常的生活。这是因为肾移植直接提高了患者的肾功能。目前有两类器官捐献：活体供者（捐献者可以与患者有亲属关系，也可以没有任何关系）和遗体供者。精神科医生及其他精神健康临床医生经常会参与到选择捐献者的过程当中，因为在这个过程中会涉及许多心理社会问题。在您做评估的时候，需要问一些问题，包括：是否有家庭强迫的因素？潜在的捐献者是否表面上看起来无私利他，但内心却长期怀有怨恨情绪？影响肾移植结果的因素包括移植排斥、免疫抑制剂药物的不良反应（尤其是神经精神病性不良反应）、疾病复发的可能性及心理社会问题。精神方面的治疗包括短暂的支持性治疗、药物介入、行为干预。理想的情况是把精神科联络会诊医生纳入治疗团队当中，从选择捐献者到术后恢复都全程参与进来。

表 4.1 终末期肾病患者或肾移植患者使用精神药物的神经精神病性影响

药物	注释
	建议遵循"2/3 原则",即便药物不会影响到肾功能
锂盐	急性肾衰竭患者禁用,但慢性肾衰竭患者可以使用
	完全透析,推荐药物剂量减少到 300~600 mg,此为透析后单次剂量
	正在服用环孢霉素的患者需要减少剂量
精神安定药	氟哌啶醇和吩噻嗪类不可被透析
	不需改变剂量
	不建议使用吩噻嗪(因其会导致镇静、尿潴留及体位性低血压)
三环抗抑郁药	羟基代谢物在肾病患者体内会明显升高
	从治疗窗角度考虑,去甲替林是有用的二线药物
	阿米替林、丙咪嗪、去甲丙咪嗪经肾脏排出体外的量低于 6%
	去甲替林、多虑平的半衰期在肾衰竭患者体内会延长
选择性 5- 羟色胺再摄取抑制剂	氟西汀是一种高蛋白结合药物,它还有很长的半衰期,使用时可能需要调整剂量
	帕罗西汀在肾功能减退的患者体内的浓度会升高
	使用所有 SSRIs 类药物时都需要遵循"2/3 原则"
其他抗抑郁药	对于正服用安非他酮的患者,电解质失衡可能会加重癫痫
	肾脏疾病会使文拉法辛的清除降低,需要调整剂量
	单胺氧化酶抑制剂会导致体位性低血压,尤其是在透析后

药物	注释
抗焦虑药/镇静催眠药	巴比妥酸盐会加重软骨病，还会加强催眠作用
	阿普唑仑、氯氮䓬和地西泮会产生活性代谢物，导致精神运动作用升高
	不用忌服水合氯醛，但避免在肾小球滤过率低于50 mL/min 时使用
	劳拉西泮、奥沙西泮、替马西泮、氯硝西泮都不可被透析清除，在肾衰竭患者中半衰期延长
	肾衰竭会使丁螺环酮的半衰期延长，需要减少使用剂量
抗痉挛药物	可以使用丙戊酸钠
	卡马西平有抑制尿分泌的作用，不可被透析清除
	对于癫痫患者，此药物比苯巴比妥米那和苯妥英要好

肾脏疾病的精神药理学

绝大多数精神药物（除了锂盐）都是在肝脏代谢，而不是肾脏。所以从技术角度来看，无须调整这类药物的剂量。但在现实生活中，肾脏疾病患者非常容易受到有害的不良反应的影响。这可能和患者体内蛋白的水平偏低有关，因为蛋白可以和药物结合。因此，一个临床经验法则是：肾病患者所服剂量，不应超过推荐给肾功能正常人群剂量的最大值的 2/3。当您给肾病患者开精神药物时，一定要特别注意药物之间的相互作用。

1. 精神安定药：不需要调整剂量。我们一定要记住，氟哌啶醇和吩噻嗪是不可用于透析的，但这并不意味着透析患者不可使用这类药物。由于抗胆碱能的不良反应，吩噻嗪类药物（如氯丙嗪）的耐受性不是很好，尤其是因其可引起体位性低血压和镇静作用。总之，开始剂量要比一般情况低，高效能精神安定药看起来耐受性良好。非典型抗精神病药物对此类人群的耐受性良好。

2.抗抑郁药：对于肾衰竭患者，尽管相较于其他抗抑郁药，人们对三环类抗抑郁药的作用研究得更广泛。然而其他所有抗抑郁药亦可能使用。去甲替林有明确的治疗窗，所以它是三环类抗抑郁药的优选项。选择性 5-羟色胺再摄取抑制剂（SSRIs）和其他抗抑郁药是很常用的药，尽管人们还没有在肾脏疾病方面全面地研究过它们。本书其中一位作者（MB）曾参与过一项研究，该研究确定了终末期肾病患者使用氟西汀的药效及安全性。当您在使用氟西汀时，需要记住一点，氟西汀是一种和蛋白高度结合的药物。正因这一点，在经常开给肾病患者的其他药物中，氟西汀可替代华法林（香豆定）和地高辛。总之，尽管我们建议您仔细监控该类药物的不良反应，但我们发现 SSRIs 类药物对于肾病患者是相当安全的。当给肾衰竭患者使用安非他酮时，我们建议您小心谨慎，因为电解质失衡经常会使患者容易出现癫痫。单胺氧化酶抑制剂也可以发挥效用，尤其是对于那些难治的患者。不过，我们需要记住一点，这些药物会导致体位性低血压，该症状也是透析后的常见现象。

3.抗焦虑药：我们建议您使用苯二氮䓬类药物，因为这类药没有活性代谢物，可以防止在肾衰竭患者体内累积的可能。这类药物包括氯硝西泮、劳拉西泮、奥沙西泮及替马西泮。丁螺环酮，作为一种连续服用的非苯二氮䓬类的抗焦虑药，因其在肝脏代谢，所以也可用在肾病患者身上。SSRIs 类药物也可考虑用来治疗焦虑。

4.锂盐：肾病患者使用锂盐时一定要小心谨慎。在锂盐治疗之前和期间，均需评估患者的肾功能。虽然锂盐禁用于急性肾衰竭，但它或许可用在慢性肾衰竭。尽管锂治疗会损坏健康人群肾脏的浓缩功能，但它或许可用在肾衰竭上。因为它一般只通过肾脏排出，但它可通过透析治疗排出。在腹膜透析期间应在透析液中加锂盐，或在每次的血液透析治疗后单剂量口服。

5. 抗惊厥药：对于之前就有癫痫的患者，可以使用卡马西平、丙戊酸及新型抗惊厥药（如托吡酯、拉莫三嗪、加巴喷丁）。这些药物还可以替代双相情感障碍或冲动控制障碍患者所使用的锂盐。卡马西平不可用于透析，因此，其比苯巴比妥和苯妥英更可取。不过，虽然人们对这种药没有做过研究，但新型抗惊厥药的使用有可能是安全的，有更小的不良反应。

表 4.2   肾衰竭中因药物导致的神经精神并发症

皮质类固醇	欣快症、躁狂症、精神错乱、抑郁
合成类固醇	偏执狂、躁狂症、抑郁、攻击行为
利血平	抑郁
甲基多巴	精神错乱、抑郁、痴呆症
哌唑嗪	困倦、抑郁、神经质
利尿剂	虚弱、假性抑郁
氯压定	抑郁、幻觉
血管紧张素转化酶抑制剂	抑郁、嗜睡、失眠、神经质
钙通道阻滞剂	抑郁
昂丹司琼	惊恐、害怕、激越、情绪不稳
环孢霉素	意识精神错乱
β-受体阻滞药	抑郁

联络会诊的可能性

1. 透析患者往往会有一些慢性病（表 4.2），这会影响他们的生活质量，而且会导致很多心理社会问题。患者与肾病治疗团队具有治疗关系，治疗团队由肾病科医生、透析护士及社会工作者组成。社会工作者往往很乐于让精神科联络会诊医生参与下列事务：病历讨论会和查房、与医护人员开会、经常在患者的日常透析安排中见见患者。

2. 肾移植项目对精神科联络会诊医生所做的会诊工作是理想的。在肾移植之前，对患者进行一次全面的心理社会评估是有价值的，可以预估患者可能出现的适应问题。患者不完全遵从药物及饮食嘱咐的情况往往有一个复杂的心理基础。这些问题最好能作为团队工作（包括团队会议和联络工作）的一部分加以讨论。

3. 单独和团体会见家庭成员是有帮助的，会面需要与心理社会团队的其他成员（如社会工作者和透析护士）协调。在肾移植之前和之后，见见捐献者的家属是非常有用的。

4. 与肾病科医生、整个肾病治疗团队、移植团队及 ICU 团队一起参与日常的查房，是联络会诊的一项传统活动，可以给透析患者一个非常好的印象。

致谢

感谢 Norman B. Levy 医学博士帮助我们修订本章。

5 烧伤与创伤患者的心理治疗

基本概念

· 创伤及烧伤患者经常无法获得足够的药物治疗来制止疼痛。

· 创伤或烧伤后，使用麻醉剂止痛的患者很少会变得生理上依赖麻醉药，但是医护人员、患者及其家属却经常对此感到害怕。

· 事故发生后，患者经常会出现与事故相关的闪回及侵入性想法，并会做相关的梦，这些都是常见的后遗症，它们出现的频率会在随后的几天或数周逐渐降低。

· 截肢、功能丧失、脸部和生殖器留瘢都会对患者的心理产生严重的影响，即便患者最初否认这些因素对自身有影响，也不应轻视这些问题。

创伤及烧伤事件都是突然发生的，没有任何预兆。短短几秒钟，一个人的人生就此被改写。这类伤害给人们造成的心理及精神影响几乎是立显，这些影响既深远又长期存在。患者在解决心理问题之前要处理的首要问题是身体上伴有的疼痛。急性应激与创伤后应激经常是患者临床现象的一部分，需要进行识别并加以治疗。每个人所遭受的伤害各不相同（如物质滥用、截肢、功能丧失、留瘢），所以个体对这些问题的心理反应非常复杂。

疼痛及疼痛控制

作为一名精神科联络会诊医生的新手，看到创伤或烧伤患者时，可能会产生一些不切实际的预期。您可能会认为患者想要跟您讨论创伤事件及其引发的各种情绪与心理冲突。但是，患者最开始只会关心一个问题：疼痛及疼痛控制。只有疼痛这个问题被认识并被解决掉，你们所关心的所有其他问题才能进行讨论。

那些处于急性损伤期的患者，您每次见到他们都要问问他（她）与疼痛控制有关的事情，以及他（她）是如何应对疼痛这件事的。您需要把疼痛控制的等级以及患者对疼痛控制的满意程度记录下来。作为一名精神科会诊医生，您需要对疼痛控制方面的知识非常熟悉，包括特定用药及其等效镇痛剂量、起效时间、不良反应及药物之间的相互作用。尤其是当医疗团队中没有人懂得疼痛控制或没有疼痛会诊医生时，精神科医生就需要在这方面发挥作用。

对创伤及烧伤的心理反应

创伤及烧伤事件的发生几乎总是毫无预兆的。即便是那些工作本身就危险的群体，如警察或消防人员，他们也不会想到自己会严重受伤，也不会为创伤提前做好心理准备。同样，那些曾试图自杀却未遂的人也不会想到日后需要面对受伤的事实。

患者最初的心理反应会受到疼痛的程度及疼痛管理效果的影响。在受伤严重的急性期，患者一开始通常会有一段时间处于心理退缩的状态。这种状况更有可能发生在那些有大面积烧伤、失去肢体或曾面临生命危险的患者身上。

尽管对于绝大多数患者来说，这是一种常见的心理反应，但在儿童群体中尤为突出。有心理退缩的患者对外部事件、家庭或朋友都少有兴趣。通常患者的情感看起来很迟钝，这和重大受伤的情形看起来自相矛盾，因为当其发生时，患者一般会表现出极大的担忧。人们经常错误地认为这是抑郁的症状，但实际上这类患者在当时很少会说出真正属于抑郁的想法，也很少感到低自尊、悲伤或内疚。这种心理反应可能归于两种因素的综合：一种称为保存－退缩反应的生理现象和否认防御机制。

保存－退缩反应是由于副交感神经系统被激活，有心搏变慢、血压及体温变低、肌肉张力减小和一般运动活动。它通常在1～2周内慢慢消逝，但如果一直存在着危害到患者生命的心理威胁，那么保存－退缩反应会持续更长时间。

否认是一种无意识的保护性的心理防御机制，当个体被死亡、身体残疾或疼痛的可能性威胁时，人们会产生焦虑感，而否认可以缓解这种焦虑。否认不仅可以缓解焦虑，还可以降低由焦虑引发的儿茶酚胺释放，其或许能保护心血管系统。医疗行业的同事可能会把基于非现实的否认看作是一种病理过程，并且可能会要求我们精神科医生消除患者的这种防御机制。但是，在患者受伤的初期阶段突然将之消除可能会破坏患者脆弱的自我，导致其出现明显的焦虑、自恋型的愤怒，严重的抑郁，甚至明显的精神病性症状。采取否认防御机制的患者往往拒绝获知任何与其自身现状有关的信息。我们建议您偶尔给患者提供此方面的少量信息。通常在疼痛被控制后的1～2周内，患者就不再使用否认防御机制，转而开始对现实进行理性的分析。但是，对于那些严重受伤的人，完全理解并接受新出现的缺陷可能需要数月或更久的时间。

焦虑是一种患者对疾病都会有的普遍的心理反应，尤其是当患者没有使用否认防御机制的时候。不过对于创伤和烧伤，患者的焦虑有特殊的特征。在此类情境中，患者不再把自己看作是一个完整的个体。患者的整体感受到了侵犯。这会使患者感到几乎难以承受的焦虑，而且有时还会导致精神病性的失代偿。

另一种导致创伤患者产生焦虑的原因是分离焦虑。从心理动力学的角度来看，人们认为这种焦虑源于童年早期，即当儿童为与母亲分离而作斗争的时期。这个理论构想的实用价值在于，它或许可以给您提个醒，使您意识到为什么童年时期分离有问题的人，在突然被迫住院治疗时也会产生焦虑。

尽管您在处理绝大多数的会诊工作时都会使用心理学的思维模式，这是可以理解的，但当您需要应对以下创伤患者时就需要改变思维方式：患者之前骨折，现在感到自身有难以招架的焦虑、呼吸短促、害怕自己会死。虽然这可能是惊恐发作，但不能漏掉其是急性肺栓塞的可能，后者的症状表现也是如此。

一些伤害涉及身体功能的丧失、失去亲人或工作，人们对这些伤害的心理反应就是抑郁。患者可能会用言语表达出自己的悲痛，也可能会哭泣，或者只是看起来很伤心。食欲减退、体重减轻、睡眠障碍、早晨醒来得过早以及精神运动活性降低，这些都是重度抑郁的标志。但是，只依靠自主神经系统特征作为判断抑郁的依据有可能有点儿困难，因为即便没有抑郁，单纯的受伤（尤其是烧伤）本身也可能会导致上述的部分症状。

同样地，把悲痛和重度抑郁区分开可能也有点困难。一般而言，只是单纯悲痛而非抑郁的患者，他们不会表现出明显的低自尊。他们会意识到受到创伤使自己失去了一些东西，给自己造成了很多限制，但他们不会认为自己从此不再那么惹人喜爱，他们依然相信自己值得拥有他人给予的情感及关心。如果患者感觉自己作为人的价值降低了，我们就会开始考虑受伤患者已经发展到了抑郁。抑郁程度严重的患者，他们不会整日活在回忆当中，不会总是为失去感到痛心，也不会整日思考现实问题，相反的，他们会给自己的损失赋予一种意义，认为损失破坏了自尊。举例说明，一位截肢患者认为自己只是残疾了，与之相对的，一位截肢但抑郁的患者则把自己看作是一个丑陋的、无足轻重的人。

急性应激和创伤后应激

多数创伤事件发生时的情景满足第四版《精神疾病诊断与统计手册》（DSM-IV）中规定的"创伤事件"的标准：事件涉及死亡或威胁到生命，或涉及严重受伤，或对自身／他人身体的完整性构成威胁。患者的反应通常为极度的恐惧，有时候会感觉无助或强烈的恐惧[4]。这是判断急性应激障碍和创伤后应激障碍最重要的两个标准。根据我们的经验，严重受伤患者会满足急性应激障碍的确诊标准。当这些症状至少持续了 1 个月，这时才可确诊为是创伤后应激障碍。

---

[4]在最新的 DSM-V 中，已将对创伤性事件的情感反应从诊断标准中剔除。

从实用的角度来看，作为一名会诊医生，您不应花费过多的时间做正式的诊断，而应把更多精力用来识别哪些症状是能够治疗的。患者的闪回、噩梦以及能触发患者想起当时事件的情景或导致患者焦虑的情景，您都需要予以特别的注意。通常这些症状会随着时间的推进而越发严重，您可以监控这些症状的变化。若患者的症状没有逐步加重（通常在 1～2 周之内），这种状况往往意味着患者需要接受更深入的心理治疗，而且还需要额外服用药物。

创伤性设置情景中的心理治疗和精神药理学

本书第 16 章中详细讨论了一些心理治疗的具体技术。对于绝大多数患者，当您回顾事件发生时的环境会有所帮助。对于患者持续表现出症状的情况，您可能需要获得关于事件的更详细的情况说明。对于这种情况，您不仅应回忆创伤事件及患者产生的情绪，还应探索患者与事件的关系及与患者的其他冲突的相互作用。治疗干预的步调应基于您对患者自我力量的评估，以及您处理这些评估材料的能力（不至于被这些材料淹没）。

焦虑症状或许可以用精神科药物治疗，一些情况下还可以通过放松技巧或催眠治疗。值得重申的还是那点：疼痛控制是头等重要的任务。没有有效的疼痛控制治疗，任何治疗焦虑的方法都不可能有效。

对于苯二氮䓬类药物，我们倾向于使用氯硝西泮（氯硝西泮）。该药的半衰期约为 15 小时，一天可服用 1～2 次。您几乎不需要一直看表，患者在两次服用药物之间也不会突然出现焦虑的症状。开始的剂量可以是 0.5 mg，之后可以根据需要减半或加量。当决定了不再使用药物治疗时，逐渐减少该药剂量也较为简单。

美国食品与药物管理局已经批准舍曲林（商品名：左洛复）用于治疗创伤后应激障碍。我们相信其他 SSRIs 类药物对于治疗创伤后应激障碍同样有效。但我们还是向您建议，治疗创伤后应激障碍应采取包括心理治疗干预在内的多方面的手段，而使用药物治疗只是其中的一项。

要知道，创伤、烧伤事件不是发生在真空中的。每一个患者都有其独特的心理特征，这会影响到他们对创伤事件的心理反应。由于不同的心理特点，患者将来可能会有特定的一些幻想，幻想为什么是自己受伤、自己是怎么受伤的。在您对患者做评估的过程中，您可以询问一些有意义的事情从而把话题逐渐转移到创伤上，或者问问患者在事件之后还发生了哪些事情。

案例：意料之中的受伤？

一位 55 岁的男性，在印刷工作中遭遇了一场事故，导致其右胳膊严重受伤。医院的工作人员无意中听到他说自己早已"预料到这类事件迟早会发生"。精神科联络会诊医生询问了患者这句话的意思，最后发现患者能预料到事件的发生，不仅仅是因为他的雇主没有维护好印刷设备，还因为 35 年前发生了一件事，患者觉得自己应该受到惩罚。当时这位患者——一个十多岁的少年，因酒驾造成了一场车祸，导致一人死亡，还有一人瘫痪。

外伤性截肢可能发生在整场事件的任何阶段，也可能是在事件发生后必须做手术进行截肢。截肢有着非常重要的心理社会影响，再植入亦是如此。本书第 11 章包含了这

些内容。

联络会诊的可能性

1. 专门的外伤中心或急诊室为精神科联络会诊医生提供了一个理想的环境用来会诊。

2. 对于那些突然收到患者死亡或受伤通知的家属，联络会诊通常会把其他心理健康专业人士纳入进来，双方合作一同应对患者家属。

3. 同样地，烧伤科室的联络会诊，精神科医生也应与负责患者及其家属的社会工作者、临床护理人员合作。

4. 与创伤、烧伤或急诊室的治疗团队合作通常是必要的，因为突然受伤或危及生命的伤害会给患者造成严重的打击。

5. 当需要对生死攸关的重大问题做决定时，需要考虑患者的精神状态，这个时候精神科联络会诊医生可以和伦理团队或伦理委员会联络，这项工作很重要。

6. 医护治疗团队与精神科联络会诊医生合作可以从中受益，他们通常负责治疗截肢患者和做过再植入的患者。

7. 与烧伤、创伤科室的住院医生及护士一起定期查房，他们通常会很欣赏这种做法。这类工作人员通常都会有一种团队精神，对于那些愿意奉献在该领域的外来专业人士，他们会非常欢迎。

产科患者的心理护理

基本概念

· 孕妇在妊娠剧吐或被要求卧床休息时，孕妇可能产生物质滥用的问题，这些情况下，联络会诊精神科医生有着明确的任务。

· 一些所谓的意外妊娠这种情况，常反映了伴侣中的一方对另一方有意识和无意识的冲突及矛盾心理。

· 患有精神分裂症的女性在产前与产后会有失代偿危险。

· 在适当的情况下，某些精神药物可以有效、安全地在孕期使用。

· 产后精神错乱可于分娩后 1～2 周发病，由于患者潜在的自杀倾向和对杀婴的关注，通常需要住院治疗。

怀孕和分娩通常是女性一生当中最为快乐的时期。但是，很多环节都有可能出问题，任何并发症都可能伴随许多情感上的痛苦和自我价值感的缺失。您作为一名联络会诊精神科医生的角色就是帮助患者度过人生中的这一难关，这也可以促进尚未出生或新生儿的健康。本章我们将讨论从受孕、怀孕到分娩整个过程中出现的心理问题。

受孕

不孕症发生在约 5%～10% 的夫妇中。虽然解决这一问题可能会使一对夫妻更加亲密，但也可能导致冲突加剧，以致他们需要去做婚姻咨询或个人治疗。男人可能会觉得自己不像男人，也不愿意去做精子检查。难以受孕的女人可能会觉得自己不像女性，或觉得自己没用。有时，女性还会对之前经历过的流产非常自责。

新的生殖技术允许使用胚子或胚胎移植进行人工授精、代孕或其他方法。其中某些技术需要给女性注射激素，这会影响女性的情绪，尤其是当激素注射突然停止时。有时必须在特定时间进行"按需性行为"，这就会造成伴侣双方很紧张，有时还会导致焦虑和潜在的阳痿。当女性经过漫长而艰辛的过程终于怀孕时，可能会非常兴奋。然而，随着怀孕症状和（或）照顾新生儿的任务使这对夫妇陷入困境，这可能会导致失望甚至抑郁。当出现这类困难时，尽早地进行精神科咨询和心理治疗或许有所帮助。事实上，许多生育专家将推荐患者进行心理治疗作为治疗的一个组成部分。患者不仅需要治疗焦虑和抑郁，还需要有机会探索内疚和责备问题，以及身体形象的扭曲。

意外妊娠

在您和孕妇面谈时，询问此次是否为计划妊娠是一个合理的问题。如果对方承认自己是意外怀孕，我们建议您问问他们怀孕的背景以及避孕措施失败的细节。根据我们的经验，患者几乎不可能没有受过关于节育的教育或不知道有关信息。一份详细的个案史可以揭示出患者的一些生活经验，正是这些经验引发了患者想要一个孩子的欲望（这种欲望可能是有意识的，也可能处于无意识的状态），于是患者就让自己处于备孕的状态。例如，一个女性可能会说她的"避孕药刚好吃完了"，或"忘了让医生重新开一些避孕药"。或者女性可能会想"碰碰运气"所以决定不用避孕环。或者一名女性根据自己的生理周期推测现在不是排卵期,所以同意伴侣不用安全套。

在所有此类情景中,您会发现患者对于怀孕有着非常复杂的心情。例如,当一名女性常用的避孕措施失败时,她刚好去见了一位有小孩的亲戚或朋友,于是她开始想自己其实也是想要小孩的。对于所谓的意外怀孕这种情况,您还需要认真考虑男性伴侣的角色。例如,体外射精(一种经常失败的避孕措施)是一种由男性决定结果是否能成功的方法。伴侣中的一方可能会通过怀孕来维持延长双方之间的关系,即便双方之前并没有对此进行过讨论和计划。这种冲突——可能会导致怀孕的结果——就会潜在的破坏夫妻、伴侣关系,影响未来的亲子关系,并导致以后意外怀孕的状况重复出现。即便意外怀孕的情况已经被伴侣双方接受,我们还是建议他们能够做心理治疗以解决双方之间潜在的冲突。

妊娠并发症

妊娠剧吐

妊娠剧吐是一种孕期可能的并发症,发生率大约为每1 000例分娩中有1~3例。目前,恶心、呕吐的确切原因尚未明确。人们认为可能与体内绒毛膜促性腺素的水平有关,在妊娠的前12周,绒毛膜促性腺素的水平在血液和尿液中的水平会有升高的趋势。这和恶心、呕吐的时期刚好对应,这一时期需要对孕妇管理饮食(少量多餐,吃特定的清淡食物,如饼干、无黄油烤面包片),并避免诱因(气味和特定食物)。当呕吐导致脱水时,需要对患者静脉输液并调节电解质。人们曾采用过某些止吐药（包括胃复安），到目前为止，还没有发现这些药与生殖并发症有关。

妊娠剧吐对妈妈们生活方式的破坏是多方面的，而且影响深远。妈妈们可能不得不比预期更早地请假暂停工作，或者不得不突然退学。她可能无法离开家，可能还需要多次住院。一些女性曾讲述自己有孤立感，而且很脆弱，脆弱到感觉自己无法控制自己的身体、情绪乃至经济问题。另一些女性说她们失去了对生活的向往，感觉自己被为呕吐准备的垃圾桶包围着，而且还一直有口臭。这种情况下孕妇对怀孕的感受和她们对婴儿的感受是非常不同的。住院治疗的患者有时会说不知道自己是否能撑得过整个妊娠期，幻想着能早产，即便她们非常想要这个孩子。个别情况下，患者会选择终止妊娠，尤其在最早几周呕吐最严重时。采用支持性的、不做主观评判的方法，对所有当事人都至关重要，因为严重呕吐非常痛苦并且可能危及生命。支持性心理疗法、访问护士服务和引导式放松等干预措施可能会有所帮助。有时也可能需要使用精神药物来解决与妊娠剧吐相关的睡眠障碍、抑郁或严重焦虑。

卧床休息是有效的治疗方法，如早产、子痫前期、胎膜早破、前置胎盘以及严重的高血压都需要卧床休息。卧床休息的严格程度不同，从患者需要住院卧床，持续数月，只能做最小幅度的动作且不准下床去厕所，到患者在家卧床，只能偶尔下地走一走。再次重申的一点是，即便是较为宽松的限制，其对患者的生活方式及工作的影响、破坏也是非常严重的。

一些女性曾把卧床休息形容为自愿接受的监禁，而牢房只有一张床那么大。使患者身心压力加剧的一点是，她们始终都能意识到，任何时候都有早产的可能，而早产可能会使她们失去孩子或伤害到孩子。另一些女性说自己感到一种无助和内疚混合的情绪，有时会因为自己没有一个"正常"的妊娠责怪自己或自己的身体。还有一些人会感觉自己受到了欺骗，因为她们之前用了很多努力、做了很多奉献才终于怀孕，但今天却要面对这种局面。当患者家中有小孩子时，这些感受往往更加复杂。

当卧床休息的时间需要延长时，妈妈们的身体和情感需求是极度增加的。这种情况下，您和同事们提供的支持性治疗将会非常重要，可以让妈妈们觉得自己的这段经历是有价值的，帮助她们继续走下去。在我们的医院，我们会确保卧床休息的妈妈们有书可看，可以做一些手工艺，也可以看电视或打电话，这已经成为治疗的一个组成部分。当妈妈们无法入睡，或临床上表现出焦虑或抑郁，考虑使用精神类药物。我们会在本章的稍后部分讨论更具体的精神药物指南。

物质滥用的女性

在孕期滥用酒精和药物会对未出生的宝宝构成危险，可能因为滥用的物质直接影响未出生的孩子，也可能因为物质滥用导致早产或低出生体重，从而对孩子产生影响。吸食可卡因会导致突然的胎盘早剥。胎儿酒精综合征（FAS）以不同程度的产前和产后生长迟缓、畸形以及认知障碍为特征。突然戒毒会导致突然流产。

您会经常被请求去干预那些有物质滥用史的女性患者。对于正处于戒断状态同时又害怕复发的患者，我们的目标是最大限度提供社区支持，并提供足够的治疗选择。定期监测患者的尿液毒物是产前护理的必要内容。对于正使用美沙酮维持疗法戒毒的女性，产科医生需要对她们进行定期监测，因为随着妊娠时间的推进，可能需要调整美沙酮的剂量。美沙酮的戒断症状常见于妊娠晚期，当呕吐严重时，患者有时还需要接受静脉注射治疗。

对于戒瘾失败的女性，不论是患者自己报告失败还是通过临床表现及尿液毒物检验发现，对这类患者的干预需要一些外部机构的参与，包括现有的任何治疗方案、法律制度、庇护制度或儿童保护服务处（child protective services，CPS）。在纽约州，只有当家中有儿童时，才能让CPS参与。住院戒毒治疗依然必须是自愿的，除非妈妈们同时患有精神疾病且已严重到需要住院治疗的程度。强制干预服务或护士上门服务可以对母亲在家中的行为进行监控和评估，但前提是她必须同意这些来访。请记住一点，即便是故态复萌的女性也经常会表现出对自己宝宝的关心，甚至她们自己会要求接受戒断治疗以帮助她们戒瘾。保持与患者的联盟关系，对于提升产前护理及连续护理的质量，都是非常重要的。

支持系统不足或不健康的支持系统

怀孕能使伴侣双方的关系更加紧密，因为他们期待成为一个家庭。然而，生育过程中存在许多固有的压力，甚至在新生儿出生前许多关系已经结束。爸爸和妈妈们可能会有非常不同的预期，这些差异可能在解决任何复杂情况或障碍时起到关键作用。例如，伴侣一方可能会把新生儿的到来看作双方关系的进一步确认与保障，但另一方可能会感觉自己被婴儿的各种需求包围或消耗。有时，孩子的父亲会在怀孕被发现前离开或结束关系。初为人母的单身女性可能会感觉自己很孤独，或者需要面临与另一个原生家庭重新建立联系的问题，而对这个原生家庭，妈妈们的心理往往非常矛盾。您经常需要帮助孕妇接受她预先的想象与期望和她的现实情况形成鲜明对比的重要任务。

家庭虐待

人们发现，在孕期家庭虐待的发生率会上升。估计有20%～25%需要产前护理的孕期女性是家庭暴力的受害者。这些女性自然流产、早产、胎儿损伤、低出生体重的发生率均会上升。家庭暴力很常见的一种情况是，只有当孕妇受伤并且要求做检查时，这个问题才会被摆到台面上来。如果您被请求做联络会诊，重要的是避免暗示暴力是患者精神疾病的产物。曾经有一些案例，施暴方威胁其伴侣，说会夺走孩子的监护权，依据是他的伴侣一直在看精神科医生，所以她是一个"疯子"。可以给女性提供一些支持小组、安全屋和保护性机构的信息，这对她们会有所帮助，但也必须尊重她们的自主权。她们可能愿意，也可能不愿意当你还在场时拨打家庭虐待热线电话。还有一个严肃的现实问题，当她选择离开伴侣时，她可能就让自己处在了最危险的境况当中。绝大多数针对女性被虐待受害者的机构都坚称，你不可能期望一个女性受害者会离开伴侣而去寻求、接受帮助。

出现问题：如流产、死产、新生儿损伤

当出现意外情况或遭遇不幸时，无论采取何种方式，一定要给妈妈及其家人一定的空间与机会表达他们的悲伤，不论是以怎样的方式。现在许多医院都有提供丧亲咨询，产科病房也特别积极地为处于悲痛中的患者及其家属提供援助。当出现流产或死产时，我们中心的工作人员会为其家庭提供一个"记忆盒子",里面有衣物、照片及其他一些对婴儿或家庭来说特别的东西。我们经常鼓励伴侣双方能够花一些时间独处,他们可以抱抱婴儿或胎儿,以向自己确认遭受的不幸,让自己更清醒地了解现实。您还有可能被要求提供一些额外的支持和帮助,尤其当人们担心女性有产后抑郁时。当患者及其家人可能会因自己情绪反应如此强烈而感到震惊或尴尬时,尊重他们感受到的悲痛,并将其正常化是很严重的。

假孕

这是临床上较为少见的一种状态,女性错误地认为自己怀孕了,甚至还会有一些怀孕的迹象和症状。例如,她可能感觉恶心、呕吐、闭经、腹围增加,还有一些案例曾报道女性的乳房和子宫颈也会发生变化。患者坚持认为自己怀孕了,她们只有这一种错觉,通常不存在其他幻觉。即便患者可能不认为自己需要精神科治疗,但您最好还是以一种支持性的方式对待她,尤其是当她们面对妊娠测试或超声波检查结果为阴性时。

男性同样也会出现这种状况,即拟娩症。出现这种症状的男性实际上就是男版的假孕,他们的体重在其伴侣怀孕期间可能会增加。男性很少会承认曾有意识地幻想过自己怀孕了。他们可能还会与伴侣的分娩产生"共鸣",包括在伴侣分娩的后一阶段,他们感觉自己也腹痛。

妊娠期间的精神疾病

精神分裂症

很多研究发现,患有精神分裂症的女性在孕期或怀孕后立刻失代谢的风险增加。我们还知道患有精神疾病的女性更不太可能遵从产前护理。让这些状况不稳定、患有精神疾病的女性住院进行管理，这样做可以保证她们得到更好的产前护理，但一旦患者情况变稳定，保险公司通常就不会再支付这些患者的住院费用。

常用的精神安定药，如氟哌啶醇、氯丙嗪、甲哌氟丙嗪以及新型的非典型的抗精神疾病药物（如奥氮平、利培酮、喹硫平、齐拉西酮），在妊娠期用药安全性评级被评为"C"级药，即这些药存在对胎儿造成伤害的可能。但临床医生需要考虑到风险－受益比率，并考虑到这个评级是依据动物实验研究得出的结论。有趣的是，氯氮平被评为"B"级药，这意味着该药给胎儿造成伤害的可能性很小。但由于氯氮平还有其他潜在的有害影响，所以它通常并不是首选药。这些药物评级是可以变的，而且本质上也没有确定性的人体研究用以评级。所以，多数临床医生一般都会避免在孕早期使用任何精神安定药或使其剂量减到最小，但对于精神疾病已经充分发展的患者这种方法可能就不太适用。

如果给患者使用了精神安定药，应避免使用抗胆碱或抗帕金森药物进行预防性治疗，因为这些药物与较高的胎儿畸形风险有关。如果出现肌张力障碍或帕金森这些不良反应，可以减少剂量或换成低效能精神安定药物。此外应注意，低钙血症可能会导致服用精神安定药的孕妇发生肌张力障碍，这可以纠正。对于怀孕期间罕见的抗精神病药物综合征，在进行严格的医疗管理的情况下，溴隐亭可以安全使用。尽管很少见，但对于怀孕导致的神志不清的患者或急性精神病患者需要限制其危险的躁动。人们认为将妊娠中期或晚期的患者仰卧束缚住会有潜在的危险，因为妊娠子宫压迫主动脉与腔静脉，阻碍静脉血流向心脏，从而导致低血压。所以需要被束缚的孕期患者应让其左侧卧，把右髋提高，使子宫向左侧移位，并频繁更换患者的姿势以防止出现局部下腔静脉阻塞与坠积性水肿的情况。

双相情感障碍

双相情感障碍的患者在孕期会面临两难困境：如果他们停止服用锂盐和其他情绪稳定剂，会有狂躁发作的可能。但孕早期服用锂盐和胎儿心血管畸形相关，尤其是导致三尖瓣下移畸形（发生率为 4%~12%）。最近一份研究数据表明，导致心血管畸形的概率可能比之前人们认为的更罕见。心血管畸形可以在孕期通过心脏超声波检测到。

如果患者正在服用锂盐，需要检查锂的血浆水平，因为在妊娠晚期肾小球滤过率（GFR）会升高，就需要更多的锂。与之相反，在分娩时，由于患者 GFR 降低，导致锂水平升高，所以需要减少锂的剂量。对于饮食有限钠要求的患者，如有子痫前期和子痫的女性，由于锂的再吸收水平升高会导致钠水平升高，因此必须减少锂的剂量。

丙戊酸钠和卡马西平也可被认为是双相情感障碍的一线药物。不过这两种药都与胎儿神经管缺陷的发生率增加有关，包括脊柱裂（1%~2%），所以最好避免使用这两种药。这种缺陷可以在孕期第 20 周通过特殊的超声波检查技术检测到。

对于刚分娩的双相情感障碍患者，我们通常建议重新使用情绪稳定剂，因为产后躁狂或抑郁复发的风险增加。

抑郁

女性在孕期出现重度抑郁的患病率为 10%~15%。选择性 5- 羟色胺再摄取抑制剂（SSRI）和其他新型抗抑郁药目前被列为妊娠风险的"C"级，意思是目前还没有人体研究，但动物研究显示出一些不良反应。不过通过查阅最近的文献发现，之前动物研究都是使用了极高剂量的药物。并且越来越多的人体研究显示，在妊娠早期，胎儿的风险增加很小（如果有的话）。最近，人们提出了几个问题：新生儿的 SSRI 类停药综合征，尤其是帕罗西汀，妊娠早期使用帕罗西汀与新生儿心血管畸形之间的关系；母亲妊娠 20 周后使用 SSRI 类药物与新生儿持续性肺动脉高压的相关性；孕期服用过抗抑郁药的妈妈和早产风险性升高、胎龄减少之间的关系。为此，SSRI 类药物和文拉法辛就孕期使用方面更改了标签。人们发现 SSRI 类药物可通过胎盘屏障，且会出现于母乳中。人们已经知道，与其他 SSRI 类药物相比，氟西汀会造成婴儿血液水平升高及药物不良反应增加。

当您需要就抗抑郁药在临床上做决定时（或关于其他精神科药物），我们建议您最好先通过 Medline 查阅最近的医学研究。重要的是要记住，在怀孕期间停用抗抑郁药的女性抑郁复发的风险很高，而且，孕期抑郁是产后抑郁的最强预测因素之一。如果患者在没有接受药物治疗抑郁的情况下还试图怀孕，会对患者本身及其家属造成潜在的影响，应仔细评估患者的临床状态，包括潜在的自杀倾向。这通常包括风险 - 受益比率分析。在某些情况下，很明显患者需要接受药物治疗，但在其他情况下，您和患者可能都想先试试心理治疗，不吃药，尤其是在妊娠早期。您需要平衡母亲使用抗抑郁药的效果与产后抑郁的风险之间的关系，以及避免精神药物治疗对母亲和婴儿的影响。如果您决定使用抗抑郁药，请确保妈妈及爸爸都知晓并同意这件事并有文件记录。电休克疗法（ECT）已在怀孕期间使用，没有不良反应，并避免了药物治疗的风险。在妊娠后期，患者在接受电休克疗法的同时，我们建议让一名产科顾问处于待命状态。

焦虑及镇静催眠药物的使用

一些女性会因预期怀孕或在孕期而变得焦虑。

不建议患者在孕早期持续使用苯二氮平类药物。然而，对于孕中期或晚期有严重惊恐发作或处于严重压力下的女性（如正处于严格卧床休养的患者且正在服用安胎药），少量使用这类药物可起到一定的作用。对于这些情况，妈妈和宝宝都需要被监控，以防止婴儿过度镇静（宝宝的反应或活动减少即可证明）。如果在妊娠后期使用了大剂量的苯二氮平类药物，尤其是在分娩期间，可能出现"松软婴儿综合征"，包括肌张力减退、嗜睡、吸吮困难。还可能出现戒断综合征，包括战栗、易激惹及过度紧张。苯二氮平类药物也不建议在母乳喂养期间使用。

艾滋病

感染人类免疫缺陷病毒（HIV）的女性日趋增多，其中大多数处于育龄期。据估计，在美国，每1 000个刚分娩的女性就有1~2名是HIV感染者，每年约有5 000~7 000名这样的女性。HIV感染孕妇的护理和治疗进展，尤其是有效的抗逆转录病毒联合用药治疗的使用，均使围生期传播率降低至1%~2%。绝大多数病毒传播（约2/3）都发生在妊娠后期或在分娩的那一刻，通过阴道或胎盘接触传播。正因如此，进行产前咨询以降低高危性行为，鼓励女性尽可能早地进行 HIV 检查带来的好处不容忽视。

目前联合治疗 HIV 预后已经有所改善，HIV 患者的寿命更长。这使得更多感染了 HIV 的男性或女性都想要自己生育孩子。对于这个特殊群体，确实存在一些问题需要我们意识到的问题。首先，只是单纯地思考要不要怀孕生一个孩子会导致患者内心充满心理冲突（即"我非常想要一个小孩，但是我怎么能冒着让孩子感染 HIV 的风险？"）。其次，接受抗逆转录病毒治疗的风险和好处，包括胎儿发育的潜在问题。总之，作为一名联络会诊精神科医生，你有机会为 HIV 感染的女性就以上几个问题做心理方面的保健与治疗。

人工流产

当出现人工流产这种情况，人们往往情绪非常激动。即便流产是主动选择的，女性依然会体会到一些缺失感，通常还会感到某种悲痛，这可能是也可能不是暂时的。对于已经决定终止意外妊娠的女性，她们可能会同时体会到解脱和丧失的混合情绪，因为她们之前可能幻想过这次的怀孕和小孩的样子。她们有时还会觉得害怕或感觉到自己的身体不完整了。那些因医学灾难而终止妊娠的人（例如，某些母亲患有危及生命的疾病或胎儿有多发性先天畸形），对于这些女性，她们容易为失去的孩子感到痛心，这与那些流产了的女性反应模式很相像。有时这种情况会因其他一些因素（如家属和医院工作人员的反应相互矛盾）而变得复杂。举例来说，工作人员可能会向妈妈们表达关心与同情，但同时，他们还得与自己对怀孕、生孩子的观念作斗争。当家庭成员卷入其中时，患者必须处理家人的反应与价值，而当患者感觉自己很脆弱时，还要同时照顾到自己的反应与价值。

案例：一名耶和华见证人的流产

一位 16 岁的未婚女性，耶和华见证人，和其父母生活在一起，已经有一个 2 岁的孩子。她很确信自己永远不会再次怀孕。作为一名单亲妈妈，她开始了新的事业和生活。当她最后发现自己还是怀了她男朋友的孩子时，她去了很多不同的医疗机构想要堕胎。然而她发现自己无力支付堕胎的医疗费用，这让她开始害怕自己最后无法堕胎。于是她尝试着用一把剪刀自己实施流产，这一举动导致大量失血，血红蛋白水平极低。但因为他们的信仰，患者的父母，最开始还包括患者自己，都不同意进行任何形式的输血。最后，在联络会诊精神科医生及其他医疗服务人员做了很多心理工作之后，这位患者终于同意接受输血，但只有当她的情况极其危险的时候才可以。她随后便做了人工流产，期间并没有进行输血。当时联络会诊精神科医生与患者、家属及治疗团队进行了很多次面谈。各种医护人员经历了很强烈的情绪体验，这需要得到解决，同样也需处理患者及其家属的情绪状态。

产后抑郁

多数初为人母的女性（估计有 50%~80%）都会有情绪波动，一般是在分娩后第 3 到 4 天开始出现。在这段时间内，女性可能会感到焦虑、易怒，或想哭，睡眠困难。产后抑郁的女性偶尔也会有段时间感觉良好。这些症状可能会在分娩后第一周的后半期恶化，并通常在分娩后第二周的末期得到缓解。只有当这些症状持续 2 周以上，或患者出现了重度抑郁的特征，抑或患者有暗示过自杀或杀人的想法，才需要立即进行精神科联络会诊及随诊。

产后抑郁的症状

产后抑郁的风险因素有：之前有过与怀孕有关的抑郁发作（50%~60%）、重度抑郁史（约 30%）、双相情感障碍史（33%~50%）、抑郁症家族史、社会支持系统不良、负性生活事件、婚姻关系不稳定及对怀孕存在矛盾心理。

根据《精神疾病诊断与统计手册》（第四版）（DSM-Ⅳ），可被判断为产后抑郁的情况是抑郁在分娩后前四周内发作[5]。虽说激素变化、产后疲惫、因照顾婴儿而睡眠不足以及情绪压力等会造成抑郁患者的那些症状，但是在产后阶段，您不应轻易认为那些症状不属于抑郁症。据估计，12%~16% 的女性经历过产后抑郁发作，这一比例几乎是青春期母亲的 2 倍。密切注意母亲可能有的任何内疚感，以及害怕成为"坏母亲"的恐惧。同样的，如果妈妈们总担心自己的宝宝会受到什么伤害（这种担忧已经超过了一个新妈妈正常担心的程度），这种情况说明产后抑郁正在潜伏期，这是一个很好的判断依据。有时患者不会失眠，反而嗜睡；而且食欲也不会变差，反而过盛，尤其是当存在双相情感障碍时更会如此。

和其他抑郁患者一样，产后抑郁患者若产生了自杀或杀人的想法，应予以重视。出现这种情况，妈妈和宝宝都

---

⑤ DSM-Ⅴ 中将孕期或孕后的发作都归为围生期抑郁，因为 50% 的产后重性抑郁发作实际上发生于产前。

有危险，就没有必要去检查判断这些症状是否属于产后抑郁。对于这种情况，应考虑是否存在支持系统，并让人陪在妈妈和宝宝身边，随时观察妈妈的情况，必要时协助或接管照顾婴儿。

产后抑郁的治疗

对患者的个体评价是决定治疗方法及治疗程度的最佳指标。正如前文提到的情况较轻的产后忧郁，可能只需要支持和监测。对于所有的这些情况，帮助妈妈照顾好刚出生的宝宝是最有用的。抗抑郁药物治疗再结合心理治疗可能是首选的治疗方案。对于双相情感障碍，SSRI 类药物再加上一些情绪稳定剂可能是必备药物。对于产后情绪障碍更严重的情况，抑或当患者或宝宝存在危险时，通常必须让患者住院接受治疗，有时 ECT 可能是一种有用的治疗方式。对产后抑郁采取强制的治疗手段会使患者丧失能力，而且可能会削弱母婴之间的亲密关系或依恋关系，从而影响新生儿长期的情绪发展。

产后精神病

产后精神病，如果会发生的话，通常会在产后最初的 2 周内发作，最早可在产后 48 小时内发作。大约每 1 000 个产后女性就有 1～2 个会患上产后精神病。由于其发展迅速，需要及时识别。早期的症状如烦躁不安、易激惹及失眠会迅速发展成抑郁或躁狂、行为紊乱、心境不定、出现幻觉或妄想。这些症状表现可能是躁狂发作的症状，躁狂发作会发展为明显的精神病（通常表现出类似谵妄的症状）。由于存在自杀或杀婴的风险，任何产后精神病患者通常都需要住院治疗。一旦出现产后精神病，在没有接受预防性治疗的情况下，患者第二次怀孕出现产后精神病的可能性估计高达 75%~90%。

案例：从心情不好发展到产后抑郁和杀婴

患者是一名 33 岁的已婚女性，有一个两岁的孩子，现在刚生了第二个宝宝。这个患者在她刚二十出头时因重度抑郁接受过治疗，但自此以后再没接受过治疗。妊娠期间相安无事，但自从分娩后患者立刻感觉"心情很不好"，这种症状在接下来的 1 个月内继续恶化。一开始，患者只是对这个刚出生的宝宝没什么热情，尽管她以令人满意的方式照顾婴儿，照顾得也很好。接着她开始越来越担心孩子会发生什么事情。她满脑子都被这个想法占据，之前她并没有出现过这种情况。她开始害怕魔鬼会杀了她的孩子。尽管她的家人都担心患者的这些类似妄想的想法，他们依然觉得患者正在慢慢康复。她虽然照顾自己的孩子，但她的心思开始被这些妄想所占据，而且她相信，从魔鬼手中救出自己孩子的唯一办法就是杀死他们，然后再通过自杀和孩子们在一起。她采用窒息的方式杀死了两个孩子，然后吞下了碱液试图自杀。

当这个患者见到联络会诊精神科医生的时候，她正处于紧张性精神病的状态。虽说有点难度，但会诊医生还是了解了一些基本事实：患者有命令性幻觉，患者依照这些指令杀死了她的孩子，并试图自杀。她还存在一些妄想想法，认为别人和魔鬼都想要伤害她。医生给患者开了氟哌啶醇（一天 5 mg，分 2 次口服）。3 天之内，她的妄想和幻觉症状就都得到了缓解。这时候，她变得极度抑郁。她常常像胎儿一样蜷缩起来，而且绝大部分时间都在哭泣。

她几乎不吃东西，睡眠也不好，也不愿提及自己的孩子。其他时候，她讲话（当不是无意识的情况时）切题且连贯，没有任何精神病性的内容，也没有思维障碍的迹象。她没有否认自己有自杀的想法。

接着医生给患者开了氟西汀（20 mg），之后增加到了每天 40 mg。两周半后，患者看起来没那么焦虑了，开始有了食欲，睡眠情况也更加正常。但她依然非常伤心，也不愿谈论她的孩子，只要有关这两个孩子的话题被提起，她都会哭。她也不愿意回答任何有关她当时自杀的问题。之后，当该患者被转到惩教所法庭后，便无法再对其继续追踪。

联络会诊的可能性

产科医生经常特别感兴趣的是一些精神科会诊医生专攻与妊娠有关的心理问题。这类人（极有可能是一名女性精神科医生）更容易理解不同妊娠时期女性所面临的各种压力，也能在患者处于妊娠期和哺乳期时开一些最新的精神科药物。这类人还可以定期在产科病房查房，参加一些特殊案例讨论会。她还可以参加不同的专业活动（随后文章会具体列出），虽然精神科医生也有可能会致力于以下任一种联络活动中。

1. 高风险产科病房的特别顾问：患者因各种威胁到怀孕的病症而住院。

2. 有围生期丧失的妇女的顾问：这项工作还包括建立小组，以及与护士和其他工作人员合作，他们经常发现这是一个非常困难的工作领域。

3. 生育诊所的顾问：那些复杂的新技术会给女性及其伴侣造成许多心理压力。

4. 计划生育诊所或流产诊所的顾问：这里会有很大挑战，通常包括物质滥用、青少年问题以及各行各业的人。

7 女性健康与精神疾病

基本概念

- 评估女性的抑郁状况时，请记住将经前期综合征（premenstrual syndrome, PMS）、经前期烦躁障碍（premenstrual dysphoric disorder, PMDD）和围绝经期抑郁症（perimenopausal depression）纳入鉴别诊断。
- 患有心脏疾病的女性与男性患者症状表现有所不同，治疗方法不同，女性患者预后更差。您可能需要成为女性患者的支持者。
- 乳腺癌和妇科癌症的女性在身体意象、性、女性气质和自尊方面存在特定问题。
- 发生以下情景需要怀疑女性是否遭受了家庭暴力：女性对受伤原因没有一个一贯的解释，或患者对受伤发生时的背景闪烁其词。

越来越多的文献表明，女性的生殖内分泌和精神健康之间存在着重要的关系。精神疾病已被证明会受到性激素和神经递质变化的影响。人们注意到，患有精神疾病的女性在经期前、产后和围绝经期，其病情会恶化。女性在孕期和月经周期新发精神疾病，表明了雌激素和黄体酮在女性情感障碍和精神疾病的症状表现中起作用。本章我们将关注女性整个月经周期会遇到的各种心理问题，也会对与女性健康相关的一些特殊问题进行讨论，如不孕、癌症、家庭暴力与家庭虐待，以及物质滥用和心血管疾病。我们

还简要介绍了女性和男性在某些精神疾病的流行情况、疗程和治疗反应方面的差异。我们用单独的一章讨论了妊娠问题，进食障碍也会在第 8 章单独讨论。尽管其他章节也会简要介绍本章节的一些主题，但我们认为需要加强巩固这些主题以强调其重要性。

与月经周期相关的疾病

经前期综合征

经前期综合征（premenstrual syndrome）或 PMS，是一组情绪、行为和（或）身体症状，多发生于月经周期的黄体期。情绪症状包括抑郁、焦虑、易激惹、情绪波动和愤怒。行为症状包括睡眠障碍、总是渴求食物和食欲增加。身体症状包括腹胀、乳房胀痛、头痛、关节痛和肌肉痛。月经结束时这些症状会减轻，并且每个生理周期会有 1 周或更长时间的间隔是无症状的。有研究发现，患有 PMS 的女性一生中患上重度抑郁的风险更高。对 PMS 的治疗方案通常是支持性的：改变生活方式（减压、锻炼及放松）、饮食控制（避免咖啡因），以及注意睡眠卫生。

所有其他的药物（包括维生素、钙和利尿剂）都不是一直有效。不过最近的一些研究倒是表明雌激素可能是有益的，但这一说法需要更多有安慰剂对照的双盲研究来支持。

经前期烦躁障碍（PMDD）

与 PMS 类似，PMDD 也与黄体期周期性有关。根据《精神疾病诊断与统计手册》（第四版修订版）（DSM-IV-TR），需要至少满足所列 11 个症状中的 5 个才可确诊为经前期烦躁障碍，且必须有情绪症状[6]（表 7.1）。另外，这些症状必须已经影响到了患者的工作、学习和（或）人际交往，并且可以根据两个生理周期的每日症状图表证实。还得保证患者的症状不是其他疾病恶化的表现。

目前的研究表明，选择性 5- 羟色胺再摄取抑制剂及 5-羟色胺和去甲肾上腺素再摄取抑制剂可有效治疗经前期烦躁障碍的情绪、行为和身体症状。更新的研究发现，间歇服药（只在黄体期服药）同样有效，这将吸引那些不想每天服药的女性。

表 7.1　经期前情绪障碍的症状判断标准

抑郁	疲劳
焦虑	食欲改变
情绪波动	睡眠障碍
易激惹	感觉即将崩溃
兴趣降低	其他身体症状，如腹胀、乳房胀痛
难以集中注意力	

（数据源自美国精神病协会。《精神疾病诊断与统计手册》第四版。文本修订。华盛顿特区：美国精神病学协会，2000：771-774）

案例：一种不为女性所知的女性疾病

一名 35 岁的女性被送到女性诊所的精神科医生那里。她向医生抱怨说自己情绪不稳定、抑郁、易激惹，这些症状通常都在月经周期开始的前一天出现。同时她还发现感觉腹胀、疲劳且没有食欲。她说自己即便看到一些微乎其

---

⑥ DSM-V 中已将该障碍从附录纳入主体的抑郁障碍中，核心症状中除了必须有情绪症状，还必须要有行为或躯体症状。

微的事情也会无所顾忌地大哭，她也不明白为什么。一开始她并没有把这些症状和月经周期联系起来，直到她注意到这些症状每月出现一次。她按照精神科医生的要求开始记录自己的月经周期和情绪变化。她开始服用郁复伸（商品名：文拉法辛），1个月后开始感觉好转。

绝经期

绝经期激素变化（主要是雌激素和黄体酮水平降低）与血管舒缩（被称为潮热）有关，而且可能会导致女性焦虑、悲伤和失眠。对于一些女性，到了生殖周期的这个阶段会给她们的心理造成很大的影响，她们会有丧失感，会抑郁。有研究发现，围绝经期女性患抑郁症的风险增加。围绝经期是指从绝经过渡期的早期开始一直到闭经12个月。尽管目前尚未明确规定，但一些临床医生和研究者都认为，围绝经期抑郁症不属于一般的抑郁症，它是另一种病症，可能会也可能不会直接归因于激素的变化。

使用激素替代疗法（hormonal replacement therapy，HRT）的决定是复杂且有争议的。是否采用HRT应该基于最新的循证研究，而且也要考虑到女性可能患有心血管疾病和各类癌症这些风险因素。另外，对于临床上表现出明显抑郁症状的绝经期女性，应考虑使用SSRI类药物和其他抗抑郁药。最近研究表明，有抑郁和血管舒缩症状的绝经后女性，在接受SSRI类药物治疗后，其抑郁、血管舒缩症状和睡眠不佳、焦虑和疼痛这些症状都得到了显著改善。如果女性在人生的这一阶段出现了很严重的心理问题，各种心理疗法（包括顿悟疗法和认知取向疗法），不论是否配合使用精神类药物都可以有效。

作为联络会诊精神科医生，您可能会在评估一般医院或女性门诊（如妇科诊所）女性的过程中遇到月经周期相关疾病患者。当需要评估女性的抑郁状态时，将 PMS 和 PMDD 与一般抑郁症区别处理非常重要。

不孕

不孕是指 1 年未采取任何避孕措施，性生活正常而没有成功怀孕。男女两性都有可能导致不孕，但在过去，不孕女性与一些心理疾病有关。由于治疗不孕已成为可能，所以人们对这些相关的心理问题重视程度较低。造成不孕的原因有：排卵障碍、精子异常、输卵管损伤、抑郁和进食障碍。一些治疗不孕的药物可能会导致精神症状，如抑郁、情绪波动甚至精神病。另外，还需要考虑到药物间相互作用。如果不是药物导致的心理疾病，另一种可能就是辅助生殖技术，包括体外受精、卵母细胞胞浆内单精子注射和有第三方参与的生育情况（传统的代孕或妊娠期代孕）。

伦理问题和人们的情绪问题会使情况更加复杂，对此，联络会诊精神科医生可以发挥作用。您也可能有助于支持生育团队的多学科工作人员，他们可能会由于妊娠结果失败、伦理和法律问题而感到情绪失控。

案例：一个出现在急诊室的女人

一名 50 岁的女性来到了急诊室，她抱怨自己的胳膊和背痛，而且呼吸短促。心电图和胸部 X 线检查都显示正常。急诊室医生提出让一位精神科医生来会诊，检查患者的焦虑情况。精神科医生见到这名患者并对其进行了评估。尽管目前患者有点焦虑，但她之前并没有焦虑史。当精神评估结束时，患者的心肌酶开始升高。医生按照急性心力衰竭对患者进行了治疗。

心脏病

患有心脏病的女性在许多方面与男性不同。一些心脏病风险因素，如肥胖、糖尿病、抽烟（尤其是在使用口服避孕药时）会导致女性患病风险高于男性。同样地，高甘油三酯和低水平的高密度脂蛋白对女性而言，是更高的风险因素。在症状方面，相较于男性，女性更多时候抱怨非典型疼痛，更可能出现呼吸短促、心悸、疲劳和恶心的症状。发生心肌梗死时，女性患者的心电图上还可能没有 Q 波。在治疗方面，医生更不可能给女性开与男性患者一样的药物，也更不可能像建议男性患者那样推荐她们接受插入心导管。女性心脏病患者的预后也更差。这是因为女性患病时年龄更大，而且有更多的并发症，如糖尿病、高血压或高脂血症。医生在诊断和治疗女性心脏病患者时也没有那么冒进。医生有时会把患者的症状归因于焦虑、抑郁和躯体化，这会影响对心脏病的诊断。

人们还需要更多的研究来解释这些两性差异的原因。作为一名联络会诊精神科医生，您可能需要去急诊室或医院病房见患者，所以确保不要漏诊真正的心脏疾病，这一点很重要。

女性和癌症

我们已经在第 3 章简要论述了妇科癌症。本章我们想具体讨论几种妇科癌症。

子宫内膜癌

子宫内膜癌最常见的风险因素是雌激素暴露。有趣的是，大多数（70%）患者都是绝经后的女性。尽管这种癌症的预后较好，但患有这种癌症的女性仍需要面对一些重要的心理问题。子宫是女性的象征，失去子宫可能会影响到女性的自我感。性功能障碍是一种并发症，起因可能不仅有身体因素，还有心理因素。

宫颈癌

尽管随着越来越多的女性每年做宫颈刮片筛查，宫颈癌的死亡率已经明显降低，但依然有一些女性坚决拒绝做这种检查，尤其是那些经历过性创伤的女性。检查过程可能会使她们突然想起曾经痛苦的回忆或眼前出现闪回画面，这会阻碍这些女性去做检查。同其他类型的妇科癌症一样，对于患有宫颈癌的女性，需要关心的心理问题也是身体意象、性和自尊。另外，由于受这种癌症影响的更多是育龄期女性，她们要与失去生小孩的能力这种可能性抗衡。各种治疗方法（化学疗法、手术、放射疗法）都会伴随有导致性功能障碍的不良反应，对于一些治疗方法，该不良反应在治疗 5 年后仍会继续发生。

卵巢癌

在所有的妇科癌症当中，卵巢癌是导致死亡的主要原因。因为没有早期症状或筛查试验可以提醒女性是否患有卵巢癌。当卵巢癌被确诊时，往往已经是晚期了。正因如此，相较于其他癌症患者，患有卵巢癌的女性会感觉更加悲痛。除了预期的死亡率，卵巢癌还经常会复发，且患者常会有并发症。与其他妇科癌症类似，患有卵巢癌的女性经常因治疗而导致性功能障碍。

乳腺癌

随着乳腺 X 线检查的增加，以及研究和治疗上的进步，越来越多的乳腺癌女性患者能够幸存下来。手术后立即植入义乳进行乳房再造有助于解决女性因接受根治性双侧乳房切除术后产生的自尊和身体形象问题。随着基因检测技术的诞生，那些有乳腺癌家族史的女性，即便没有证据表明她们患了乳腺癌，在某些情况下也会选择切除双侧乳房，再进行乳房再造。准备做预防性乳房切除术的女性，手术前重要的一步是进行精神病学检查，这常常是联络会诊精神科医生被请求去做的事情。

家庭暴力

尽管我们已经在第 6 章对家庭暴力进行了简要的讨论，但您可能还会在病房或急诊室碰到这个问题。家庭暴力包括对亲密伴侣进行攻击或强制性行为，这种行为可能是对受害者身体、性、经济和心理方面进行威胁或攻击。家暴受害者通常不会透露这些信息，因为他们害怕再次受到伤害，或者受害者对这件事感到难堪。您可能会被要求确定家庭暴力是否存在，或当他们怀疑可能存在家暴时，会要求您去干预。有一些迹象可以提醒您患者很有可能就是家暴受害者：对受伤原因前后解释不一致；在不同康复阶段的多处损伤；孕妇受到任何损伤；对受伤的原因总是含糊其词。若患者的伴侣有焦虑、抑郁、自杀倾向、酒精／毒品滥用的现象，抑或其伴侣看起来过度关心或过度地控制患者，这些也都是可能存在家暴的警示信号。您最主要关心的应该是患者的安全问题。这应该寻求多学科、多领域途径的配合，且各方应基于保密、沟通与合作的原则。以下这些都是非常重要的工作：把患者转移到庇护所或其他可供选择的居住地，寻求合法途径如申请保护令、进行法律咨询、为家暴受害者辩护。

案例："诊断"家庭虐待，并非易事

一位 25 岁的女性患者，因右肱骨骨折需要接受手术。外科医生注意到，这名患者解释了自己骨折的原因，但似乎并没有解释自己到底是如何受伤的，医生怀疑患者可能遭受了家暴。这位医生遂要求让一位精神科医生来见一见患者。当时患者躺在医院病床上，右臂打着石膏，她的丈夫就坐在她身边。患者的丈夫拒绝离开病房让精神科医生单独与患者待在一起，患者也告诉精神科医生，她不想在谈话期间让丈夫离开病房。这位精神科医生简单地跟患者交流了一下就离开了。在探视时间结束，患者的丈夫离开后，这位患者又重新见到了精神科医生，经过很长一段时间的讨论，她承认自己遭受了虐待。精神科医生于是展开一系列的行动，包括保护患者的安全，以及让社会工作者给患者安排出院后的其他居住地。

女性物质滥用

与男性相比，女性报告有物质滥用的可能性要小得多。这可能是由于社会污名化与刻板印象。滥用酒精或其他物质的女性更经常地诉说自己的胃部有问题，或有失眠及其他的身体症状。她们很可能存在抑郁和焦虑，并通过所滥用的物质来解决这些问题。

然而，相较于男性，女性对酒精及其他物质的毒性作用更敏感（即使用相同剂量的物质，女性比男性遭受更严重的毒性作用），且比男性更容易产生物质依赖性。由于女性不太可能自愿提供有关物质使用的信息，因此以非对抗的方式提问就变得很重要。纵观人的一生，女性使用酒精或其他物质的风险因素可能会变。女性在 20 多岁到 30 多岁时，可能将酒精与非法药物结合使用并酗酒。中年女性经常在家独处时喝酒，可能会滥用处方精神药物，或就着酒使用镇静剂。而老年女性，滥用处方药的可能性高于酒精。

精神疾病：两性差异

女性比男性更可能在一生中达到焦虑症的判断标准。焦虑症的发病和临床病程存在显著的两性差异。双相情感障碍患者的症状表现也有性别差异。女性发病时的年龄更大，而且症状还常有季节变化。女性还会经历更多次的抑郁发作，且更有可能出现抑郁、躁狂快速转相。物质使用障碍更常见于男性群体，而医学共病、焦虑、进食障碍现象则更常见于女性群体。

女性和男性对治疗的反应没有显著的性别差异，只是女性更可能发生不良反应，如服用锂盐后体重增加，甲状腺功能减退，使用丙戊酸导致多囊卵巢综合征。

联络会诊的可能

1. 以精神科医生的身份常驻在女性门诊工作。
2. 加入多学科的生育治疗团队中。
3. 在妇科门诊或参与到妇科住院治疗团队中做精神科联络会诊的工作。
4. 在乳腺癌门诊或参与到乳腺癌住院治疗团队中做精

神科联络会诊的工作。

　　5．在病房或门诊开展支持性团队，为患癌女性服务。

胃肠道疾病与精神疾病

基本概念

- 多种因素都会造成消化性溃疡，而非仅由某一种特定的人格状态导致。
- 吞咽困难，感觉喉咙里有肿块堵塞，这是焦虑的典型症状，同时也可能是其他原因导致这些症状。
- 肠易激综合征患者通常指结肠具有正常的组织学，但出现了异常的蠕动，这往往是由心理因素引起的。
- 确实可发现炎症性肠病患者胃肠道有可被诊断的炎症性病变，需要进行临床治疗，这种病变通常会与精神疾病共病。
- 在诊断为胰腺癌之前，患者会有抑郁和焦虑的症状。
- 神经性厌食症患者的死亡率可高达 15%～20%。
- 神经性厌食症患者非常害怕体重增加或变胖，尽管他们可能体重很轻。
- 神经性贪食症患者经常会通过催吐或使用灌肠剂、泻药或过度运动来补偿他们的暴食行为，这些都可能对他们的健康有害。

自心身医学创立以来，肠道与情绪之间的关系就一直是这个领域人们关注的焦点。

本章我们将重点介绍住院患者可能遇到的各种临床情况，每一种临床情景都跟肠胃有关。在某些情况下，胃肠疾病会给患者造成心理困扰（如炎症性肠病）。相反，心

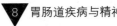

理问题还会造成胃肠道功能紊乱（如进食障碍）。还有其他情况下，心理和肠胃之间的关系可能是双向的（如消化性溃疡和肠易激综合征）。

消化性溃疡

虽然早期精神分析学说认为消化性溃疡与依赖冲突之间存在关系，但是现在我们已经知道，幽门螺旋杆菌才是消化性溃疡或糜烂的主要元凶。尽管如此，一些心理中介因素（如吸烟、饮酒）也与糜烂有关。另外，极端的心理、生理压力，不良的社会支持系统，以及没有能力表达情绪（被称为"述情障碍"）都被认为是胃和十二指肠损伤的潜在危险因素。同时您还应该知道一些用来治疗消化性溃疡的药物，尤其是 H_2 受体拮抗剂（如西咪替丁、雷尼替丁、法莫替丁）都有可能导致患者谵妄和（或）抑郁。

功能性消化不良

初级保健医生经常把被诊断为"功能性消化不良"（或非溃疡性）的患者推荐给您，这种病的主要特征是患者反复上腹部疼痛，持续时间至少 3 个月，且没有客观证据显示患者的身体有任何损害。这种非器质性消化不良可能是抑郁症、焦虑症的特征，或是更少见的精神病性的症状。

吞咽困难和食管功能障碍

您可能经常会对抱怨吞咽困难的患者进行评估，因为检查结果确定没有发现任何器质性病变。患者最典型的抱怨是感觉"有一个肿块在我的喉咙里"。这种症状（早期精神分析学派文献称之为"癔症球"）往往是躯体化障碍

或惊恐障碍的特征，可以通过使用抗焦虑药物或心理疗法
来治疗。

肠易激综合征

患有肠易激综合征的人排便习惯会发生变化，伴随有
（也可能没有）腹痛。肠易激综合征从根本上是肠蠕动出
现障碍，这些患者的结肠在组织结构上是正常的。尽管肠
易激综合征有器质上的病变基础，但其患病率、发病率与
压力有着密切的关系。也有证据显示这与中枢 α - 肾上腺
素能受体的功能有障碍。如此一来，已有各种研究表明心
理压力会恶化肠易激综合征，也就不足为怪。人们发现，
那些肠易激综合征患者寻求治疗后，某种精神问题的发生
率更高，如焦虑症或抑郁症。许多患者都能想到症状出现
前的压力事件。值得注意的是，这类患者常常比随后我们
要讨论的炎症性肠病患者有更严重的心理创伤。

炎症性肠病

炎症性肠病包括局限性肠炎（即"克罗恩"病）和溃
疡性结肠炎。前者主要累及小肠，后者主要累及结肠。

与肠易激综合征不同，这两种被归为炎症性肠病的疾
病会导致胃肠道的炎性病变，临床上可诊断出来。由于腹泻，
患者的体液平衡和电解质平衡会发生明显的异常。失血和
营养吸收不良还会导致贫血。炎症性肠病患者通常还需要
压力治疗，包括多种外科手术、结肠造口术、类固醇疗法
和人工营养，而这些状况会导致患者谵妄。由于炎症性肠
病及其治疗的影响，患者会出现明显的心理症状和社会功
能受损。与使用激素有关的心理症状包括激素相关精神病、

谵妄和抑郁，这些都可以被诊断出来。另外，炎症性肠病患者还会有共病精神疾病现象，精神疾病可能与炎症性肠病有关，也可能无关。对于一些炎症性肠病患者，这些精神疾病共病（尤其当涉及疼痛或其他躯体化症状时）可能会改变患者对疾病严重程度的认知。这会导致人们采用一些完全没有必要的激进的治疗手段。

　　已有文献表明，局限性肠炎患者和溃疡性结肠炎患者在人格上是有区别的。局限性肠炎患者似乎比溃疡性结肠炎患者更有可能患终身精神疾病。相较于炎症性肠病患者与肠易激综合征患者的人格差异，这两种肠病患者的人格差异就没有那么大。

肝病

　　作为一名精神科联络会诊医生，应该与患者保持良好的眼神交流。这样，就不会遗漏掉巩膜黄染这种情况，偶尔精神科医生还会是第一个发现患者有肝病的人。

　　肝病会以多种方式，直接或间接地对患者的心理功能造成影响。许多肝病并发症（如肌病、骨折、腹泻、大小便失禁、低血糖及其他）会导致明显的精神疾病，如抑郁和焦虑。另外，还要考虑到肝病对患者性功能和作息习惯的影响。肝病患者对精神药物的耐受性也会出现问题。

肝移植

　　最近几年，患者因酒精性肝病或其他原因导致的肝病需要肝移植变得更加普遍，肝移植在精神科的需求量增加，因此对于是否应向那些明显没有戒酒想法的酗酒患者提供肝移植存在一些争论。对于要进行肝移植的患者，在移植前，需要先对其进行评估，判断患者是否合并有禁忌移植的精神疾病。您需要评估患者重新酗酒的可能性、患者社会支持系统质量、活性物质的使用情况和以往对治疗建议的遵从情况等。患者合并精神疾病并不会直接影响肝移植的质量，但对精神疾病的当下状态进行评估是非常重要的。虽然，部分肝移植器官可由健在的捐赠者捐赠，与器官捐赠有关的常见心理问题也随之而来。另外，神经精神综合征（尤其是谵妄和抗排斥药物的神经毒性作用）在接受了移植的患者身上很常见。

肝炎

多数患者住院治疗期间，筛查肝炎是一项惯例。丙肝通常与静脉注射、物质滥用或性传播有关，而甲肝是通过粪－口途径传播，通常是吃了被感染的食物所致。甲肝患者可能会被误认为是物质滥用者，这会给患者造成额外的心理压力。由于甲肝和丙肝都可能会发展到威胁生命的程度，且多发于较为年轻的群体中，所以对于这种情况，肝移植是可以考虑的。患者持续感到疲劳可能会被认为是患有抑郁症，但在鉴别诊断这类患者时也应考虑到肝炎的可能性。丙肝的感染过程非常缓慢，所以患者经常在长达20年或更长的时间内都是无症状的，等到发现时，患者已处于肝衰竭期。据估计，到2004年，共有410万美国人患有丙肝，每年新增26 000例感染者。值得注意的是，在治疗丙肝时，聚乙二醇干扰素和利巴韦林会导致患者抑郁、产生自杀倾向、易激惹，甚至躁狂。通常，对于有精神疾病史的患者，在传染病专家和肠胃专家开始对他们使用干扰素之前，需要对其进行精神病筛查。这并不意味着有精神疾病史的患者就不适合接受治疗，而是应该定期对这类患者进行监测，判断是否有精神疾病这一不良反应的风险。

急性间歇性卟啉病

急性间歇性卟啉病是一种常染色体显性遗传病，由位于 11 号染色体上的脱氨酶基因的遗传缺陷所致。该病会导致胆色素原的积累和存储。在急性发作期发现患者尿液中有过量的胆色素原，即可确诊该病，发作间期检测不能确诊。该病典型的症状有急性腹痛、呕吐、顽固性便秘、背痛、腿痛、癫痫、癫痫持续状态，也会出现以虚弱、麻木与感觉异常为主要症状的运动性周围神经病，这可发展成格林－巴利综合征，其中，谵妄是最常见的一种神经精神症状，其他还包括抑郁或其他精神症状。这是一种很罕见的疾病，但在鉴别诊断腹痛时应该考虑到这种病的可能性。由于在对患者做最初检查时这种病往往会被漏诊，所以当对患者进行功能性疼痛评估时，或许有机会发现这种病。

威尔逊氏病

威尔逊氏病是一种罕见的常染色体隐性遗传性铜代谢障碍，存在神经精神症状和肝脏症状。患者会出现腹痛、震颤、肌张力障碍、共济失调、肝硬化、溶血性贫血、角膜色素环等，人格也会发生变化，还会出现精神病性症状和痴呆。这种病很罕见，所以对于那些首次出现精神症状和肝脏疾病的患者，对他们进行鉴别诊断时应考虑到威尔逊氏病的可能性。该病的治疗手段包括使用螯合剂用于铜中毒，精神症状则需对症治疗。

胰腺癌

胰腺癌经常是致命的，可以通过手术治疗的胰腺癌患者不到 1/3，而且胰腺癌患者在被确诊前经常合并抑郁和焦虑。由于这种病的不良预后以及疾病本身导致的衰弱，患者一旦得知自己得了这种病就会变得非常沮丧。建议给胰腺癌患者提供个人短期治疗（通常采用支持性模式或团体治疗技术），对于那些已确诊胰腺癌、心理上不堪重负的患者，这种治疗方法尤其有用。

进食障碍

人们通常在专科病房使用专科技术治疗各种进食障碍。然而，您可能会被邀请去帮助诊断这类患者，这就存在一些困难，因为患者可能会否认自己有不良的进食模式，或者将进食的不良习惯最小化。但这是项重要的任务，因为一些长期跟踪研究报道显示：进食障碍的死亡率高达 15%~20%。 以下内容是对各种常见的进食障碍做的简要介绍。

神经性厌食症

神经性厌食症最常见于年轻女性群体（首发年龄通常在青少年早期），患病率保守估计在 0.3%~0.8%。神经性厌食症是指患者体重低于预期体重的 85%，特点是患者拒绝将自己的体重维持在正常体重的最低标准（根据年龄和身高计算）或高于这个最低标准。患者经常表露出一种极端的恐惧，害怕自己体重增加或变胖，尽管她可能已经体重过轻了。患者的面部能体现出他们试图隐瞒的消瘦的身体，这并不稀奇。月经周期会停止，但患者对此并不关心。

异常进食模式的家族史对诊断患者的进食障碍会有所帮助。对于严格意义上的神经性厌食症，患者仅通过节食行为来达到减肥目的；而对于暴食／清除这种类型，患者会定期暴食或清除，如自我引吐或滥用泻药、利尿剂，或是灌肠。

暴食症

据估计，这种进食障碍的患病率约为 1%~5%，以女性居多，在青春期和成年早期发病。暴食症的特征是在两个小时内吃大量食物，进食量远远超过平日正常量，且在这段时间内患者感到对进食失去控制。另外还存在不适当的补偿性行为，如自我引吐，滥用泻药、利尿剂或其他药物，灌肠或过度地运动。

这两种进食障碍可能比我们所认为的更加普遍，且一些进食障碍患者可能还处于亚临床状态，或还没有引起精神科医生的注意，除非他们因另一些问题住院接受治疗，人们才会开始关心他们的体重和进食模式。有一种情况需要注意，一些患者可能承受着节食的巨大压力，如演员、模特、舞蹈表演者，也可能是其他任何年轻的女性，她们由于一些精神动力方面的原因导致她们处于这种情形当中。这两种进食障碍与抑郁、物质滥用、各种人格障碍有很高的共病性。

慢性呕吐会导致牙齿出现严重的问题，任何清除行为都会导致体内的电解质不平衡，这是有生命危险的。营养不良也可以是致命的，如果不采取合适的干预措施，患者完全有可能因饥饿而死。通过使用某种行为疗法或许可以终止这类情形，您可以与患者协商：患者若达到某一特定的体重值，您就答应患者可以不再接受静脉注射，或不再让其家属参与患者的治疗，最终的目的是患者能够出院，不再需要住院接受药物治疗。显然这只是权宜之计，并没有解决深层次的问题，而正是这个深层次的问题才是导致患者住院接受治疗的。主要目标应该是为患者制订一个长期的、专门化的治疗方案，并让患者接受，方案可以住院实施，也可以在门诊实施。

案例：厌食障碍者的秘密

患者是一位 32 岁的女性，她因严重的偏头痛和长期呕吐被送到神经科接受治疗。医生采用静脉输液和口服药物治疗患者的偏头痛，她的症状好了很多，但她感觉非常抑郁，而且食欲下降，在过去的 3 个月内她的体重减少了大约 5~10 磅。这名患者承认自己抑郁是因为 4 个月之前她刚和男朋友分手。她在过去 5 年内断断续续地在一位社会工作者那里接受心理治疗，她否认自己曾想过自杀。由于其抑郁的症状，在患者计划出院的日子，医院邀请一位精神科医生来会诊。

当会诊医生来到患者病房时，她正在吃东西，吃完了满满一盘的食物。在面谈期间，这位患者喝了一大瓶水。患者对会诊医生说之前输液的地方出现了血肿，最近刚刚恢复。会诊医生把握住机会，看了看患者的手臂，以检查她是否过度纤弱，不过她并没有出现这种情况。不过可以肯定的是，相较于她看起来较为正常的脸，她的胳膊还是太瘦了。该患者身高 5 英尺 2 英寸，登记的体重是 100 磅。这名患者的左手上有一些被指关节弄出来的很小的伤口，很像那些会诱导呕吐的女性身上存在的伤口。但是这位患者否认自己有任何进食问题，如果有的话，她认为自己太胖了。她还会说自己每晚都会做几个小时的剧烈运动，自己以前还是个赛跑运动员。她跟会诊医生讲述了自己以前的家庭，她说自己家总是充满了争吵，非常不和睦。而她自己也经历了很多次失败的恋情。

这位患者暗示自己准备重新找一位心理治疗师，之后她被转诊到了门诊部的一位临床医生那里，这位医生有治疗进食障碍（人们认为患者有进食障碍）的经验。在门诊部治疗了几个月之后，最后确认患者确实有神经性厌食症，存在暴食和清除行为。除了在心理治疗师这里进行心理治疗外，患者还同意加入一个女性进食障碍团体。到现在为止，患者已经 6 个月没有出现偏头痛。

肥胖症

肥胖症指的是体重（kg）/ 身高（m²）大于 30 ［国内肥胖标准为体重（kg）/ 身高（m²）大于 28。——译者注］，或根据最新标准，体重超过标准体重上限至少 20%。在住院部，您会见到严重肥胖的患者，体重有时可达 300～500 磅[7]，甚至更重，人们将这种情况称为病态性肥胖。

首先应排除的病因是潜在的内分泌和新陈代谢问题、脑瘤及其他疾病。尽管肥胖有强大的遗传因素，这一点已经确定，但还存在一些重要的文化和心理社会因素。

针对有肥胖问题的患者进行治疗，需要不止一个学科领域的参与。与营养学家一起合作很重要，因为他们能检查患者的饮食和饮食习惯，另外，与患者探究与饮食习惯相关的心理社会因素，并找出解决这些心理社会问题的方

---

[7]换算到 kg，约为 136～227 kg。

法也非常重要。通常，还可与一些特殊的项目（如"体重观察者⑧"）一起配合完成。认知行为疗法常常专门用来治疗有肥胖问题的患者，严重肥胖的患者对身体意象的观念常常是扭曲的，对食物、营养、体重以及解决超重或胖的话题的理解也经常是扭曲的，神经性厌食症和暴食症患者就常常如此。认知行为疗法非常适合用来帮助他们重新建构对这些问题的观念、看法。一些人因依赖、自尊和人际关系问题而挣扎，个体心理动力治疗对于这类人或许会有所帮助。根据我们的经验，还有些人经常利用自己的极端肥胖来回避性关系，对于这一问题，专门化的团体治疗技术经常是整个治疗方案中很重要的一部分。新型抗抑郁药，尤其是选择性 5- 羟色胺再摄取抑制剂，已被证明对治疗暴食症会有所帮助。

　　一般情况下，当您被要求到医院给肥胖患者做联络会诊时，患者往往有一些明显的医疗后遗症。当其他的方法都无效时，人们可能就会计划尝试用特殊的外科技术给患者减重。其中一种是 Roux-en-y 胃旁路手术，在胃上方做出一个很小的囊袋，然后与空肠连接起来。这就使食物绕开了绝大部分的胃和十二指肠。患者必须知道，这种方法是从根本上减少了一次的进食量，可供摄入营养物的空间也会减小。患者可能会有患上"倾倒综合征"的风险，他们会变得更加不能忍受某种食物非常快速地进入小肠，而且如果饮食结构没有进一步地做一些改变的话，患者会出现恶心、虚弱无力、腹泻的症状。

---

　　⑧ *20 世纪 60 年代发展起来的一个饮食计划，通过制作健康食物和改善生活方式来鼓励人们减重，强调身体和心理的健康及幸福感。*

通常这样的大型外科手术并不建议用作整形，但对于那些不受控制的病态肥胖患者则是可以救命的。抽脂术是一种常被用来解决腹部肥胖的整形技术。与其他类型的整容手术一样，患者对手术本身过高的期望或过高预期手术对生活的改变会导致患者抑郁，并会加剧潜在的精神疾病。对于有这些问题的患者，心理治疗会是有效的手段，但患者必须自己本身有动力接受咨询和治疗。

我们发现，在医院遇到病态肥胖的患者时，工作人员可能会和患者一起出现个人管理方面的问题。

案例：沉重的负担

患者是一位 47 岁的男性，患有糖尿病和病态性肥胖，他因昏厥被送到医院接受住院治疗。在该患者住院前约 2 年，他的体重就达到了 450 磅，但人们认为他从那时开始体重大幅增加，体重计都很难称出他的体重。他结过四次婚，共有 10 个孩子。他现任的女友也非常胖，没办法来看患者，因为她家距离医院有 3 个小时的车程。这位患者曾经是一名音乐家，但已经有好几年没有工作过了。几年前，患者因患双相情感障碍接受过锂盐治疗，但没有进行跟踪治疗。过去的 2 年里，他很少出家门；在过去的 6 个月内，他从未离开过自己的床。患者并没有显示出明显的精神病迹象。他总是挑逗、勾引医院的女工作人员，尤其一位被指派负责该患者的女医学生。他会调戏工作人员，那里的工作人员说这个患者还会在她们面前暴露性器官，尽管患者否认这一说法。使情况变得更复杂的是，他由于肥胖已经几乎无法行走或挪动一下。他不得不绝大多数时间用来睡觉或躺着不动，他得用两个床垫，由于他占了一个双人房，人们把两个床垫拼在了一起供他使用。

　　为更好应对这一情况，精神科联络会诊医生几乎每天都会去见这个患者。联络会诊团队为工作人员举行了一系列的会议，期间他们描述了各自对患者的观察，并公开表达了对这个患者的不满。一些会议期间，工作人员针对患者对其饮食计划的反应发表了他们的观点和看法，这个饮食计划是营养师为患者制订的，营养师允许对该计划做修改，对于这一点，这位患者非常感激。糖尿病专家能够制订一个用来监控患者血糖水平和胰岛素管理的监测计划，这一计划很适合该患者，并最终稳定住了一些急性症状。会议上，工作人员对各自对患者勾引、挑逗行为的反应进行了大量的讨论和互动。一些人对这一行为很生气，他们鄙视这个患者，并且想让他离开医院；一些人对这个患者表示出同情，认为他非常脆弱，像个孩子。有一位女医学生，她一开始用了很多时间和患者聊天，但当患者试图勾引挑逗她时，她就退出且不再负责这位患者。她有兴趣尝试以治疗的方式重新负责这名患者。她和联络会诊团队中的一位成员设立了督导会议，也又重新开始见患者，几乎每天都会去见。她让患者配合以完成不同的治疗项目，让他接受一些饮食限制，这些都有很大的帮助。这个女医学生后来把患者移交给了另两个医学生（一男一女），他们在精神科医生的监督下与这位患者进行着密切的合作。当所有的工作人员都开始对这位患者表现出兴趣和关心时（之前的联络会诊团队和部分医护人员才会如此），对患者采用的整体的治疗手段也越发完善。患者的配合度也大幅提高。他住了三四个月的院，在被转诊到康复机构之前，他的体重减了许多，之后他还会从康复机构回来，做胃旁路手术。

联络会诊的可能性

1. 与肠胃治疗团队或肠胃诊所合作，定期去见他们负责的患者。

2. 加入传染病治疗团队，在开始丙肝的治疗之前对患者做精神科方面的评估、追踪和监测。

3. 成为肝衰竭患者的顾问，为以下人员提供咨询服务：考虑做肝移植的患者、肝移植手术前后的患者及其家属。

4. 与治疗进食障碍的多学科团队合作，评估、治疗进食障碍患者。

5. 与做减肥手术的外科医生合作，在手术前后对患者进行评估，为这类患者设立小组。

内分泌和自身免疫性疾病

基本概念

· 几乎所有正在看精神科医生的患者都应重新做甲状腺功能检查。

· 之前接受过甲状腺功能亢进的治疗，但没有持续进行替代治疗，是导致甲状腺功能减退的一个重要原因。

· 钙异常暗示了甲状旁腺功能障碍。

· 皮质醇增多的特征包括满月脸、向心性肥胖、皮肤紫纹、水牛背、情绪状态改变，有时候还包括精神病性症状。

· 理解糖尿病对每位患者的个体心理学意义，可能与判断患者需要多少胰岛素一样重要。

· 使用激素的系统性红斑狼疮患者若表现出谵妄或其他急性精神症状，在对他们做诊断时，应注意鉴别狼疮性脑炎、激素诱导的情绪障碍或激素所致精神病。

多数临床医生在应对以下情况的患者时，不会想到提出精神科联络会诊的请求：如甲状腺疾病、糖尿病、系统性红斑狼疮、慢性疲劳综合征或其他本章将会谈到的疾病。然而实际情况是，精神疾病经常是这些情况的重要组成部分。这些疾病的患者常常合并一些症状，如情绪、行为的变化，有的甚至会出现明显的精神疾病。能够把这些考虑到鉴别诊断中，是您作为一名精神科联络会诊医生的任务，

适当的时候，您还需要知道如何制订用来解决患者精神病学临床表现的治疗方案。

甲状腺疾病

甲状腺功能减退

每年，在我们为住院和门诊患者做咨询时，都会诊断出少数之前未确诊的甲状腺疾病。这些案例中的绝大多数都是患有甲状腺功能减退的患者，且有抑郁和（或）认知缺陷的症状。他们的体格都趋向于魁梧，经常是满头白发，年龄一般是 40 多岁或以上。一个经常不会被人们想到的病因是，患者之前因甲状腺功能亢进接受过治疗。这类患者多年前接受过手术或化学消融治疗，医生给他们开了用来替代的激素，可是他们随后停止服用，最后导致甲状腺功能减退。桥本氏甲状腺疾病（或许继发于免疫反应）可能是另一个导致甲状腺功能减退的常见原因。

多数有抑郁和焦虑症状，且最后发现患有甲状腺功能减退的患者，甲状腺素替代疗法对他们很有效。嗜睡、疲劳和思维过程变慢都会被误认为是抑郁症。若甲状腺功能减退患者一直没有得到治疗，患者就会出现明显的精神病性症状，在过去几年，人们把这种状态称为黏液水肿性癫狂。为排除癌症这一潜在的可能，除了验血，超声检查也非常有用。放射性同位素测验可以用来检验甲状腺功能是否运行正常，若诊断为冷结节，其可能会被怀疑成癌症。经替代治疗后的患者，其抑郁症状会完全消失，也有可能抑郁症状依然存在，这就需要使用抗抑郁药，并配合（也可不使用）心理治疗。

甲状腺功能亢进和 Graves 病

甲状腺功能亢进会出现抑郁、出汗、震颤、快速思维模式和过度活跃的症状。这类患者也可能表现为情绪不稳定，出现妄想、躁狂或其他精神病性临床表现。甲状腺功能亢进最常见的病因是 Graves 病（又称弥漫性毒性甲状腺肿），还有一种情况也会导致甲状腺功能亢进，即患者在没有得到正确监督的情况下服用了大剂量的甲状腺激素。

几乎所有正在看精神科医生的患者都应做甲状腺功能检查，这是最基本的。甲状腺功能障碍最好的指标是促甲状腺激素，促甲状腺激素水平偏低说明甲状腺功能亢进，相反，该激素水平偏高说明了甲状腺功能减退。永远不要犹豫要不要让患者去做甲状腺功能检查，有时甚至得坚持让患者去做该检查，即便您有 90% 的信心认为患者是患了某种可以治愈的精神疾病。永远不要以为患者之前的医生已经核查了这种疾病的可能性。

案例：高度焦虑的背后：甲状腺疾病

一位精神科联络会诊医生被要求到急诊室去做会诊，患者是一名 35 岁的男性，他存在过度换气，而且人们认为他有焦虑和惊恐的症状。患者目前正参加着一个认知行为项目来治疗恐惧症。他偶尔还会服用地西泮（商品名：Valium，5 mg）来缓解焦虑。他说绝大多数时间自己都处于焦虑的状态，偶尔还会出很多汗，而且心跳也会加快。当这些症状发作时，他会感觉害怕，呼吸急促。他还担心自己身上正发生着一些可怕的事情，并且存在一些偏执狂的迹象，尽管检测结果发现他一切正常。他的身体检查显示一切正常，除了血压稍微有点高，以及存在心动过速（120

次 / 分）。精神科联络会诊医生发现患者双手都有频细震颤。患者在服用了 1 mg 的阿普唑仑（商品名：Xanax）并用纸袋呼吸后感觉好多了。他被转诊到医学精神科门诊以追踪治疗。会诊医生凭借自己的直觉，让患者在离开急诊室之前做了甲状腺功能检查。检测结果证实了患者患有甲状腺功能亢进。患者最终被转诊去内分泌科会诊，并被诊断患有 Graves 病。医生针对患者的焦虑和压力症状进行了治疗，最终取得了明显的进展。他再也没要求治疗自己的惊恐症状。

锂盐和甲状腺疾病

锂盐通常被用来治疗双相情感障碍，会干扰甲状腺激素代谢，并且会导致甲状腺功能减退。因此，当您处理这类患者时，需要把甲状腺功能检查纳入他们的试验监测中，并观察他们甲状腺肿的发展情况。

甲状旁腺疾病

虽然没有甲状腺疾病常见，但甲状旁腺疾病也会表现出精神症状，如抑郁、易激惹、焦虑、思维混乱和谵妄。

甲状旁腺功能亢进

钙水平偏高暗示患者可能患有甲状旁腺功能亢进。过多的甲状旁腺激素会导致钙代谢调节异常，从而导致高血钙症。肌无力同样也是甲状旁腺功能亢进的一种症状。

甲状旁腺功能减退

甲状旁腺功能减退伴随出现钙水平降低，会导致上述类似的症状。钙水平偏低的患者会出现手足抽搐，但如果钙水平是逐渐降低的，也可能不会出现。甲状旁腺功能减退患者会发生癫痫，同样还可能出现白内障。

通过化验甲状旁腺激素，对甲状旁腺疾病进行诊断。镁和磷酸盐的水平都可能会出现异常，但通常钙是最关键的检测。当开始治疗甲状旁腺疾病时，可以预期患者的精神症状将会改善。

肾上腺功能障碍

下丘脑释放的促肾上腺皮质激素释放因子会导致垂体前叶释放促肾上腺皮质激素，然后导致肾上腺释放皮质醇。过多的促肾上腺皮质素释放因子会导致库欣病，而促肾上腺皮质素释放因子不足会导致产生的皮质醇减少及艾迪生病。

皮质醇过多——库欣病 / 库欣综合征

库欣综合征指任何继发于高皮质醇（不论是内源的还是外源的）的临床疾病。通常其临床表现很容易识别。患者表现为满月脸、向心性肥胖（如果是门诊患者的话，肥胖通常是他们需要进行会诊的一个原因），还可能出现皮肤紫纹和水牛背。患者还可能出现骨质疏松、近端肌无力和多毛症。还会出现从躁狂到抑郁的一系列情绪变化。患者还可能存在自杀倾向，也可能是精神病患者。库欣综合征患者还可能存在谵妄，这种情况经常是谵妄鉴别诊断的一部分。

虽然库欣病患者更可能表现出抑郁，但若库欣病是由外源类固醇导致的，这类患者更可能表现为轻度躁狂或躁狂。库欣综合征发展到最严重的形式就是人们所称的"激素相关精神病"。服用任何剂量的类固醇都会导致患者的情绪发生变化，但明显的情绪变化更有可能是服用了更高的剂量（即多于 30 mg 的强的松）。

　　案例：使用类固醇的健身爱好者

　　一次精神科联络会诊一名 28 岁的男子，他因一场车祸，胫骨发生开放性骨折而住院，会诊需要在手术室进行。当这位患者从麻醉中恢复过来并被转到骨科病区后不久，人们发现他开始说一些奇怪的话。他说话的语速很快，而且很浮夸，他宣称自己是"这个世界上第三大强壮的人"。他知道自己身在何处以及当天的日期，但他语速很快，有点儿强制言语的症状，而且显然他的注意力无法集中。他否认自己有任何精神疾病史，他说自己曾做过一段时间的摩托车机修工。该患者入院时体内的药物和酒精含量均正常。初步诊断结果是继发于止痛药的谵妄。人们也考虑到了头部是否有损伤，但住院时患者做了脑成像检查，结果显示一切正常，而且当时患者也没有失去意识。人们准许患者联系他的家人，他的家人证实了患者之前从未因精神疾病接受过治疗，而且据他们所知，患者从不酗酒，也没有吸毒。他们说 2 周前，患者看起来心不在焉的，和平常很不相同。他们当时以为患者只是没有休息好。他们说患者把所有的空闲时间都用来在健身房健身，而且他之前还参加了一些健美比赛。会诊医生回忆了一下，发现患者确实肌肉很发达。之后会诊医生询问了患者为了健美都做了哪些尝试和努力。他说自己吃了很多维生素还有许多特别的补品。他说他所有的朋友都在吃合成类固醇，而且他承认自己也吃了。过去几个月，他开始吃一种新型类固醇，人们都说这种类固醇的效果是最好的。至此，一切就都明了了，患者是因服用类固醇而诱发的精神疾病和心理障碍。

肾上腺皮质功能减退：艾迪生病

这种疾病通常是由慢性肾上腺皮质萎缩导致，但也可能由肉芽肿所致（如肺结核）。皮质醇降低会导致患者情感淡漠，并且很容易疲劳，这些症状可能很难与抑郁症区分。治疗方法是给患者服用外源性皮质类固醇。

糖尿病

根据我们的经验，糖尿病患者表现出的心理问题与糖尿病的三个不同阶段有关：①病发；②适应；③病危。

糖尿病病发

跟一个人说他（她）患了某种慢性重病对他（她）来说是人生中的一件大事。患者典型的心理反应包括否认、焦虑和抑郁。所以您需要警惕，有症状的患者可能会对最新的诊断结果产生心理反应。由于糖尿病的遗传关系，所以您需要了解患者家族中其他成员曾经患病的经历和发病过程，这一点很重要。当患者需要定期注射胰岛素时，那些害怕针头的患者可能就需要接受脱敏技术的治疗，用来帮助他们实施注射。一些患者可能发觉很难去遵从饮食限制，这是由于他们日常的饮食习惯很难改变以及爱吃糖类食物所致，这与他们的性格有密切的关系。患者可能还需要接受心理教育、行为矫正，并对他们的心理进行探索。成年患者可能会觉得改变饮食习惯对他们来说尤其具有冲击性，因为这让他们感觉自己与其他人"不同"，而且无法和同龄人相处融洽。

降糖药、最新的家用血糖仪，以及用来摄入胰岛素的更尖端的设备，使用以上这些都能缓解糖尿病病发时表现出的一些心理问题。尽管如此，对于刚被诊断出患有糖尿病的患者，最理想的治疗手段还应把患者的人格类型考虑在内，并且把人格类型与胰岛素管理方法匹配起来。例如，对于一个非常严格、有强迫特征的人，最佳治疗方法是给他（她）制订非常严格的饮食和胰岛素日程安排；而人格较为灵活的患者可能对较为灵活的管理方法感觉舒服。

适应糖尿病

上述所描述的一些问题可能直到患者适应病情并治疗一段时间后才会显现出来。还有一点几乎不可避免，一些患者，尤其是成年糖尿病患者，可能最后会开始怀疑，到底自己在不使用胰岛素的情况下身体功能是否正常。在某个时间，这类患者可能就会不再遵从饮食限制，或不再使用胰岛素，抑或同时采取这两者行为，看看自己是否"真的需要"这种治疗。最后通常就会出现严重的高血糖问题，这种结果经常是在他们开始做这个实验后马上就会出现。

虽说糖尿病患者经常会有较高水平的焦虑和抑郁，但关于压力大是否会导致血糖水平升高还存在一些争论。不论心理状态变化是否会直接导致葡萄糖代谢的变化，有一点却是完全有可能的，注意力分散的心理状态会导致患者无法正确地检测血糖或使用胰岛素，这会导致患者随后出现一些生理问题。边缘型人格障碍的糖尿病患者可能会选择对别人来说不恰当的方式来控制自己的血糖。

病危

糖尿病酮症酸中毒和胰岛素休克的患者，一开始去看医生的时候，他们通常是没有意识的。人们很少会在这种情况下把您召唤过来做临床诊断。不过，存在一些临床情况，糖尿病酮症酸中毒可能会与一些精神疾病混淆，如紧张症、转换症、缄默症、诈病症或焦虑性过度换气。另外，低血糖症和高血糖症患者都会出现典型的谵妄。当不确定的时候，一项简单的血液检验就能帮助您确诊。

胰岛素注射可被用来自杀，甚至可被用来谋杀他人。您需要依靠患者病历和自身的经验来发现这些不寻常的情况，然后采取相应的行动。

人们已经发现，抑郁和糖尿病之间存在高度相关。抑郁会严重影响人们的生命质量以及患者对饮食管理的依从性。似乎还存在抑郁导致的下丘脑－垂体轴变化，这种变化会导致代谢改变从而最终影响血糖控制。这就是为什么您需要对识别抑郁提高警惕，人们对这部分患者的抑郁症状的识别度还远远不够。在初级护理时抑郁管理的协作模式中，人们会关注那些精神健康、HgbAIC 值大于 9 的患者（不论治疗情况）。同时，还存在几种糖尿病的医学并发症，如心脏病、中风和肾脏疾病。我们将在本书其他地方对这些并发症潜在的心理意义进行讨论。重症糖尿病的另一种并发症是截肢，这是由周围性血管疾病所致。有时患者存在越来越严重的坏疽，这就需要做一系列的截肢手术，从手指、脚趾，最后到四肢。同样地，由于糖尿病视网膜病变，随着时间推移，患者还会逐渐失明。无论患者对这些并发症适应得多好、准备得多充分，他们已经失去了最重要的身体功能，对此您应该报以同理的态度。患者除了悲伤，还会泄气和抑郁。与处理其他任何悲伤的方法一样，倾听、阐明和同情这些治疗技巧比只是简单地给患者开镇静剂或抗抑郁药都要有用得多。不过，辅助药物永远是可以考虑的选项，有时还相当有效。

案例：甜蜜的负担

一次精神科联络会诊了一位 17 岁的青少年，人们认为她为了应对糖尿病正饱受煎熬。她的医生这样描述这个患者，"她是一个好孩子，非常聪明，曾学习了所有糖尿病有关的知识，但血糖水平一直处于不稳定的状态且很难控制住"。她因胰岛素休克住院接受治疗，人们认为患者此次休克是因为她意外地使用了过量的胰岛素。当时有一个专为患有慢性疾病的青少年设立的团体，转诊医生认为这个患者或许可以成为这个团体的候补人选，并且建议让一位精神科医生"来和患者谈谈这个团体"。这位患者是一个充满魅力但闷闷不乐的青少年，一开始她没说什么话。会诊医生和患者谈了各种与糖尿病无关的话题，包括电影、音乐、学校，对大学的分析和对不同职业的看法。随后，当会诊医生询问患者是如何应对糖尿病时，她开始在会诊医生面前变得非常轻松自在。她说饮食限制给自己带来了很大的痛苦，她厌恶针头，而且害怕自己也会像奶奶那样将来会因糖尿病失明。她感觉当父母安慰她时，他们其实都不知道自己在说些什么。她试图向朋友隐瞒自己的病情，也害怕去海滩，因为身上的针痕会露出来。由于同样的原因，她也无法想象与男朋友亲近。她开始尝试不使用胰岛素，并且几乎不吃任何东西，有时她也会吃那些"禁止吃的食物"。在之前的 2 周，她逐渐变得抑郁，睡眠也开始变得不好。她会幻想自己注射了过量的胰岛素，正在急诊室被一位长相英俊的医生抢救。还有些时候，她会幻想自己注射了过量的胰岛素，然后"永远地沉睡了下去"。她认为自己被送到医院的那晚，自己或许是故意注射了过量的胰岛素。

说到此，患者开始啜泣，她说和别人分享自己的感受后感觉好多了。患者问会诊医生是否愿意帮她把自己的感受告诉父母，而且她同意去看心理医生，也同意参加专为青少年糖尿病患者所设立的团队。

系统性红斑狼疮

系统性红斑狼疮是一种多系统自身免疫性疾病，它会造成重大的精神疾病方面的影响。尽管其更详细复杂的机制待阐明，目前已知这种病会造成几乎全身各部位的血管炎，进而导致如发热，光敏性、蝶形皮炎，蝶形红斑，关节痛和头痛等症状。还有一些更严重但很常见的症状，如贫血、胸腔积液、肾衰竭、癫痫，以及与其对中枢神经系统造成的影响有关的精神疾病症状。人们通常把后者称为"狼疮性脑炎"，狼疮性脑炎发展完全成熟后，人们就将其看作是典型的谵妄，患者出现意识障碍、维持注意力的能力下降、记忆力下降、定向障碍，甚至出现幻觉（幻视比幻听更有可能出现）。患者还可能出现抑郁的症状，包括失眠、易怒、情绪不稳定和出现自杀的想法。

"狼疮"来自词根"狼"，这种疾病的表现和症状正如其名，即"狡诈和诡计多端"。例如，谵妄可能并不是源于狼疮性脑炎，而有可能因为肾衰竭和尿毒症。抑郁也可能并非受医疗状况的直接影响所致，而有可能是患者对这种疾病的心理反应，抑郁最经常侵袭的对象是那些将要步入人生成熟阶段的年轻女性，从而使她们失去健康。

使临床表现越发复杂的是，类固醇被用于治疗急性发作的全身性红斑狼疮，而类固醇本身就会导致患者情绪出现很大的变化，还会出现精神疾病的症状或谵妄。有时候，您可能会最先建议患者去做抗核抗体检测或其他用于诊断系统性红斑狼疮的检测。但是，即便您需要应对的情况是患者已经知道自己确实患有系统性红斑狼疮，还可能存在一个两难困境，那就是患者表现出的精神症状到底是源于狼疮性脑炎，还是由于治疗中使用了类固醇。仔细查看症状和治疗时间的先后顺序或许能给我们提供一些线索。红细胞沉降率检查或许可以显示出系统性红斑狼疮的病程是正在逐渐恢复还是正在恶化，所以这种方法也能帮助人们鉴别诊断。

案例：谁是精神疾病的元凶？

一次精神科联络会诊一位 33 岁的女性，她被确诊患有全身性红斑狼疮，人们发现她躺在病床上哭，还说要自杀。她的行为看起来就像是偏执狂，她很害怕隔壁病床上的患者。医护人员被这个患者搞得烦躁不安。这位患者是在会诊前 10 天来住院的，当时她有胸腔积液，并且有多处关节痛。而且住院时，她还在吃强的松，剂量逐步增加到了 80 mg 每天。该患者的治疗医生们认为她是类固醇导致的精神疾病。考虑到患者的关节症状和胸腔积液的情况都正在好转，医生们告诉精神科医生，他们想降低类固醇的剂量以缓解患者的精神疾病症状。精神科医生发现，这位患者有一些精神病性症状，包括关于她对于自己家庭的妄想及幻听（有个声音告诉她，她是邪恶的）。她无法辨别时间和地点，也无法完成一些简单的计算。来探视患者的家人提到，患者一直表现正常，她担任着广告经理一职，而且也没有吃任何药。在住院前 2 周，患者的行为开始变得奇怪，她变得过敏易怒又健忘，而且她开始指责家人，说他们在背后议论她。她的身体症状随后开始恶化，于是她被送往医院就医。在联络会诊那天，患者做了脑电图，会诊医生和神经科医生检查了脑电图结果，结果发现了异常情况，脑电图有明显的弥漫性慢波。患者的肾功能正常。这位精神科联络会诊医生最后做出结论，狼疮性脑炎是导致患者出现精神疾病症状的最可能的原因。她与治疗团队进行了沟通，告诉他们，类固醇很可能并非导致患者出现精神疾病症状的主要原因，实际上，类固醇可能还有助于缓解患者的精神疾病症状。她建议再让患者同时服用氟哌啶醇和利培酮以治疗谵妄和精神疾病症状。她还试图让患者做一些测验和支持护理。她定期与患者的家人见面，一直持续到患者的全身性红斑狼疮开始缓解。这时会诊医生建议逐渐减少类固醇的剂量，以防止迅速停药以致患者出现另外的精神病症状。

慢性疲劳综合征

疲劳是患者最常提到的症状之一。通常，当人们无法解释导致疲劳的原因时，就会给出慢性疲劳综合征的诊断。但这种做法并不能解决问题，因为围绕着这一诊断还存在一些争论。对于慢性疲劳综合征的诊断标准和病因，人们尚未达成明确的共识。早期，慢性疲劳综合征与 EB 病毒抗体有关，但之后人们发现这两者之间的联系其实很微弱。

作为一名精神科联络会诊医生，您可能需要去应对那些患有慢性疲劳且检查不出明显病因的患者。许多与疲劳有关的医学和精神病学方面不同的可能性都应一一去排除。抑郁总是人们鉴别诊断的对象。

遗憾的是，尽管很多研究都已发现，精神疾病是慢性疲劳综合征的高并发症，但绝大多数患者都不愿接受精神科干预。这种局面在大众媒体和一些执业医生（他们抱有这一信念，认为慢性疲劳综合征只有生理原因）的影响下一直持续着。

作为一名精神科联络会诊医生需要做的是，获得准确的病历，和患者建立支持性的关系，证实患者正在遭受的折磨，并且治疗潜在的精神疾病。通常患者不太愿意去考虑疲劳有心理上的起源这种可能性。他们更有可能对因受限制或无能为力而感到的沮丧和抑郁。如果患者愿意与会诊医生建立心理治疗的关系，哪怕只是围绕这些问题而不是直接地探索，就可能有机会找到潜在的心理因素。至少，给予患者同理心支持非常有用。

纤维肌痛

纤维肌痛是另一种非特异性的疾病，患者会出现慢性疲劳，人们应该鉴别诊断这种疾病。疾病控制与预防中心曾表示，纤维肌痛属于慢性疲劳综合征。与慢性疲劳综合征不同的是，研究表明抗抑郁药能改善纤维肌痛患者的症状。

联络会诊的可能性

1. 以精神科会诊医生的身份加入内分泌治疗团队。与他们一起巡视查房，所有甲状腺疾病患者或该团队负责的其他的患者，您都需要见一见。

2. 与糖尿病专家及负责糖尿病患者治疗团队中的成员建立紧密的合作。处于糖尿病不同阶段的患者，您都需要见一见，并且帮助他们适应这种疾病。

3. 与一位风湿病专家或一个团队密切合作，患有系统性红斑狼疮或其他自身性免疫疾病的所有患者或绝大多数患者，您都需要见一见，尤其是当患者处于急性期的时候。

4. 如果有一个专家团队，他们正尝试治疗慢性疲劳综合征，他们可能会非常愿意与一位精神科联络会诊医生合作。

10 神经功能障碍和精神疾病

基本概念

- 谵妄的临床特点是注意力无法集中，而非精神状态发生波动或定向障碍。
- 并非所有的痴呆患者症状都一样，有一些患者就像没有认知功能损害一样。在皮质下痴呆的早期阶段，用简易精神状态检查量表（Folstein 版）测验患者，他们或许能得满分（30/30），但经神经心理测验，可能就会发现患者有认知缺陷。
- 痴呆是脑部病变导致的结果，而非衰老所致。
- 不论什么原因导致脑部损伤的患者，当给他们使用精神药物时永远遵循"小剂量开始，逐渐加量"的原则。

脑部出现病理性损害，可能会导致患者表现出精神疾病的症状。在过去，这类损害被归为"器质性脑功能障碍"或"器质性精神综合征"。通常这些损害会伴随出现以前认为并没有潜在器质病因的"功能性障碍"。现在我们知道，所谓的功能性精神障碍，如精神分裂症和双相情感障碍，是有器质基础的。器质性精神障碍，之所以这样命名是因为存在器质上的基础，以其他疾病的形式表现出来，包括谵妄、痴呆、遗忘症以及各种最初由一种常见的疾病所导致的精神疾病。在《精神疾病诊断与统计手册》（第4版）中，这些疾病被归为"认知障碍[⑨]",以强调这些疾病的共有特征:认知有损害。

帕金森病、多发性硬化和脑血管意外这些神经功能障碍,经常与精神疾病症状缠绕交织在一起,反之亦然。在之前的章节,我们提到了发生在脑部的原发性损害和转移病灶,知道如何把精神疾病症状和神经功能障碍症状联系起来,区分出患者的症状到底是神经病性所致还是精神病性所致非常重要。

谵妄

谵妄是综合医院里最常见的精神疾病之一。谵妄也经常被误诊或漏诊。人们发现,在内外科,谵妄的患病率从10%到50%不等。尽可能快地识别出这种疾病是相当重要的,因为这种情况经常是非常紧急的医疗事件。或许把谵妄定义为"急性脑衰竭"就能传达出一种紧急性,对这些情况进行评估是很有必要的。关于一些存在谵妄的情况,人们需要迅速识别这些谵妄,因为这些情况会导致生命危险(表10.1)。

有几类患者,他们患上谵妄的风险更高,他们是存在以下情况的非常年轻或非常年老的患者:三度烧伤、有物质依赖史、接受心脏切开术正处于术后阶段、之前有过脑损伤或有谵妄病史。当需要给精神状态发生变化的患者会诊评估时,首先要做的事情之一就是检查病历。翻阅患者的实验室检测结果、药物使用情况(注意患者的药物使用变化和正在使用的抗胆碱药)、护士做的记录及患者的生

---

⑨在 DSM-5 被归为神经认知障碍。

命体征，这些都非常重要。动脉血气和血糖结果对于评估患者并判断谵妄的病因至关重要。如果还未安排做这些检测，并且患者的低血糖与低血氧的症状很明显，那就应建议患者去做这些检查。还应考虑检查患者的肾功能、肝功能和甲状腺功能。

表 10.1　一些重要的谵妄病因

□ 戒毒、戒酒及韦尼克氏脑病
□ 高血压脑病
□ 低血糖症
□ 中枢神经系统灌注不足
□ 低氧血症
□ 颅内出血
□ 脑膜炎、脑炎
□ 中毒、药物

谵妄的临床特征

谵妄是一种临床综合征，因此谵妄具有各种临床特征。这些临床特征可能并不会在一个患者身上全都表现出来。不过，谵妄有一个核心特征，患者在被诊断出患有谵妄之前就会表现出来，那就是无法控制自己的注意力，即患者没有能力转移、集中或维持自己的注意力。

案例：愤怒的老人

一位 72 岁的男性正在"大闹"病房。他不遵照医嘱，一直要求出院。他之前挺和蔼可亲的，有慢性阻塞性肺疾病和高血压，因虚弱和疲劳住院，并做了身体检查。当他坐着轮椅到护士站，坚持要马上出院时，他已在医院待了 3 天。他的主治医师提出了精神科联络会诊请求。当精神科医生给他做评估时，他充满敌意，而且非常愤怒，他觉得别人都认为他"疯了"。但他最后还是回答了精神科医生的问题。他的意识是清醒的，而且能够确定时间、地点和人。他没有明显地表现出妄想或幻觉。他的记忆是完整的，但他看起来很容易分心，无法把注意力集中在精神科医生和其提出的问题上。他想要出院是因为他觉得自己"没有任何毛病"。在他情绪爆发之前，医生给他做了动脉血气检查，发现血氧不足，于是给他输氧，约1小时以后，他平静了许多，而且也同意继续住院。

谵妄是急性病，而且还可能存在前驱症状。翻阅护理记录可能会发现患者的睡眠模式发生了颠倒，通常在患者出现意识模糊（这经常导致医生提出精神科联络会诊请求）之前就会表现出来。精神状态出现波动，虽然并非所有患者都会出现，但这是谵妄的一个常见特征。当医生去做会诊时，患者可能已经神志清醒了。医生应该检查病历记录以了解患者病程的纵向发展历史，这样有助于您掌握全面的情况。

患者没必要完全丧失判断力才可确诊为谵妄，只要患者没有能力控制自己的注意力即可确诊，这是谵妄的核心特征。不过，绝大多数谵妄患者不仅会出现定向障碍，还会有其他的神经症状（如条件反射异常）。谵妄的其他特征还包括知觉障碍，例如妄想、幻觉和错觉。一些幻觉暗示了某种疾病（如嗅幻觉可能表示患者有脑瘤，运动幻觉说明患者有药物戒断等）。谵妄特征还包括情绪紊乱、无组织的想法、语言与认知缺陷（记忆、注意力等）。谵妄患者还可能会活动过度，非常焦虑不安，从而导致行为失控。对于这类精神错乱的患者，医生经常会立即提出精神科会诊的请求。

另一种谵妄患者会出现活动减弱，遗憾的是，这种情况经常被漏诊。这类患者经常就只是躺在床上，看起来抑郁且对任何事都漠不关心。如果医生提出了精神科联络会诊的请求，通常是为了解决抑郁。这就是谵妄经常被误诊的原因。活动减弱的谵妄更加危险，因为至今还不清楚其病因，也无法治愈。

有几种量表用来检测谵妄，如《Trepacz 谵妄量表 - 修订版》《记忆谵妄评定量表》等。《简易精神状态检查量表（Fols- tein 版）》是人们经常使用的筛查工具，但该量表并非专门用来检测谵妄。在病床旁就能做的一些简单的检测同样有助于诊断，如手交替运动和画钟测验。合理的诊断需要靠良好的临床检查。

谵妄的有效应对方式

应对谵妄患者最重要是对因治疗。通常，谵妄的病因是多方面的。对于活动亢奋的谵妄类型，患者有可能会不配合，可能会非常烦躁不安且不允许医生对他（她）进行身体检查以寻找病因。对于此类情况，需要对症治疗。对于使用抗精神病药治疗谵妄还存在着一些争论：是让患者根据医嘱长期服用精神安定药物，还是根据需要服用，或者是根本不让患者服用。最近出现一种学派思想，主张使用精神安定药治疗活动减退类型的谵妄，他们认为这与认知损伤的治疗（所有类型的谵妄都会出现认知损伤）有更紧密的关系。低剂量的氟哌啶醇一直是患者使用药物时的首选项，例如，开始的剂量可以是 0.5 mg，每天口服 2 次，之后逐渐增加剂量，最后当没有必要服用此药时就可以停药。这种药可以通过多种方式给药（口服、肌肉注射、静脉注射），被广泛使用。但重要的是，静脉注射氟哌啶醇并没有得到美国食品和药物管理局的批准，氟哌啶醇也没有说明可以用来治疗谵妄。静脉注射氟哌啶醇会导致一种不太常见但不容忽视的并发症，尖端扭转性室速（存在 Q-T 间期延长的心律失常）。最近，有一些未被证实的报告及少量科学研究表明，可以使用低剂量的利培酮、奥氮平，甚至是喹硫平治疗谵妄。除了精神安定药，苯二氮䓬类药物，尤其是劳拉西泮这种类型的药物，也可以用于治疗谵妄患者的焦虑不安。通常，医生会联合使用劳拉西泮和精神安定药，在一些情况下，劳拉西泮会被单独使用。一些谵妄是由药物或酒精戒断所致，对于这种病例，劳拉西泮是可以选择使用的。除了药物治疗以外，操纵环境（如反复给患者确定时间、方向，把患者熟悉的一些东西放在他们周围，使用小夜灯，让一些人待在患者身边等）也是有效应对谵妄患者的方法之一。永远不要忽略这一事实：我们的注意力一定要放在寻找潜在的病因并解决病因上。

痴呆

痴呆是智力功能出现损伤的一种综合征，这种损伤是获得性的、持续性的，痴呆会影响人们的记忆、语言、视空间技能、情绪与人格、认知。重要的是，痴呆是大脑出现病变所致，而非衰老所致。但是，随着美国人口老龄化，痴呆的患病率在不断上升。痴呆诊断往往基于患者的病史及临床报告。

痴呆的临床特征

痴呆的临床症状可被归为 3 个方面：认知上的、功能上的、行为上的。认知症状包括记忆损伤、四个"失"（失忆症、失语症、失用症和失认症）、执行功能受损和视空间功能紊乱等。行为症状包括病程早期出现的悲伤、易激惹及焦虑；还有病程后期出现的激越、无目的地徘徊、妄想、幻觉及失眠。在早期阶段，会受到影响的功能活动包括做饭、做家务、独自旅行、处理财务等，这些活动还被称作"工具性日常生活活动"。病程后期，个人日常生活活动（如洗澡、上厕所、穿衣和吃饭等）就会受到影响。

痴呆可以是皮质的、皮质下的，也可以是混合的。皮质性痴呆的最佳代表是阿尔茨海默病（AD），记忆损伤是最主要的认知缺陷，大约 90% 的痴呆患者都有患上严重的精神疾病的风险。影像检查可见患者的脑沟变平、脑室变大及大脑弥漫性萎缩，通过尸体解剖发现患者存在神经元纤维缠结和淀粉样斑块，患者的认知、功能和行为会逐渐恶化。

对于皮质下痴呆，情感淡漠、抑郁和精神运动性阻滞是比记忆损伤更突出的特征。大脑额叶、基底核和丘脑都受影响。不同疾病情况下的痴呆，如人体免疫缺陷病毒和帕金森病都是皮质下痴呆。

多发脑梗死性痴呆和血管性痴呆是混合类型痴呆。这意味着该类型痴呆同时具备皮质痴呆和皮质下痴呆的特征。对于血管性痴呆，与每一次血管疾病发病有关的人体功能会逐步恶化。但每次发病后，痴呆的病情有可能还会出现一定程度的好转。影像检查可见患者脑部分散着多个主质病灶，同时患阿尔茨海默病和血管性痴呆并不罕见。

还存在 2 种类型的痴呆，人们已逐渐认识了它们：晚期路易体痴呆和额颞叶痴呆。路易体痴呆经常和阿尔茨海默病及血管性痴呆同时出现。其核心特征是波动性认知障碍（患者看起来非常像患了谵妄）、持续性出现视幻觉及帕金森症。额颞叶痴呆或皮克病以大脑额颞叶萎缩为特征，导致患者出现不同模式的不良社交技能、去抑制、易冲动、情感淡漠、失语症、口欲亢进[⑩]。

人格改变和知觉障碍也是不同类型痴呆的临床表现之一。"日落综合征"是另一种常见的痴呆特征，这类患者在一天快要结束的时候会变得更加糊涂。

假性痴呆是抑郁导致的痴呆综合征，它值得在此处讲一讲，因为人们在鉴别诊断时应考虑这种情况。假性痴呆患者对他们的认知损伤症状并不关心，这与皮质痴呆患者不同，后者会因为自己的认知出现了损伤而悲伤不已。患者在回答问题时经常说"我不知道"。假性痴呆患者的注意力和专注力都正常。当抑郁得到治疗时，"痴呆"也就好转了。

痴呆的有效应对

绝大多数痴呆目前还无法治愈，但确实是可以治疗的。虽然目前用于治疗痴呆的药物实际上并无法治愈痴呆，但却能减缓患者认知上的逐步恶化，有时候还能改善患者行为上的症状，从而提升自身的身体功能。这类药物包括胆碱酯酶抑制剂，如多奈哌齐、卡巴拉汀、加兰他敏。他克林是这类药物的首选药，但由于该药有许多不良反应，所以就限制了使用。美金刚作为一种 N- 甲基 -D- 天冬氨酸受体拮抗剂，是被用来治疗阿尔茨海默病症状的另一类药物的首选药。这种药经常会与胆碱酯酶抑制剂（以多奈哌

---

⑩以往嘴里塞不合适的物品为特征。

齐最为常见）联合使用。还一直在使用的其他的药物（如司来吉兰、喜德镇等）、抗氧化维生素（维生素 E）、矿物质及补充药物（银杏类药物），但目前尚未有循证医学相关的文献支持这些药物的疗效。低剂量的抗精神病药物、情绪稳定剂、抗抑郁药、抗焦虑剂被用于治疗伴随痴呆出现的特定症状。请务必记住，痴呆患者对药物的不良反应尤其敏感，而且痴呆患者一般会同时服用很多药物，这些药物可能会与精神药物相互作用。另外，用药前，需要确定想用某精神药物治疗哪种具体的症状。多达 60% 的阿尔茨海默病患者都有抑郁症状，而且人们经常识别不出患者的抑郁症状。对抑郁进行治疗有时可以改善患者的情绪和功能。非药物疗法是有效应对阿尔茨海默病的基础疗法，包括针对患者及其家属的心理教育，帮助患者提升记忆，个体或集体治疗等。

记忆障碍

谵妄、痴呆的主要症状为存在多种认知损害，而记忆障碍只有一种认知损害：记忆。逆行性记忆（无法保留所学信息）和顺行性记忆（无法学习新信息）都有可能发生损伤。记忆损伤会严重影响患者的各项功能。导致记忆障碍的原因通常是系统性医学疾病（主要是脑部疾病）和与物质有关的因素（如酒精或苯二氮䓬类）。对记忆障碍的治疗主要是找到病因，然后有效地处理该病因。心理治疗有时候也会有帮助，因为患者会由于意识到自己的记忆有了缺陷而感觉不知所措。

帕金森病

帕金森病是一种非常常见的退行性疾病，患病率随着年龄的增长而增加。其发病机制与乙酰胆碱及多巴胺耗竭有关。帕金森病是一种进行性疾病，精神疾病的患病率很高。帕金森病的特征有运动迟缓、肌强直、静止性震颤、步态异常、姿势与平衡功能紊乱。

帕金森病最常见的精神疾病症状是抑郁症，有报告显示高达40%的帕金森患者都会出现抑郁的症状。已有研究发现，相较于患有其他类似残疾的患者，帕金森病患者会更加抑郁，抑郁可能是帕金森患者存在的症状。现在没有可靠数据表明运动疾病的严重度和抑郁程度有关。选择性5-羟色胺再摄取抑制剂（SSRIs）通常是治疗帕金森病患者抑郁的首选药。但司来吉兰这种抗帕金森病药物是单胺氧化酶B抑制剂，它可能会和SSRIs发生药物间的相互作用。与其他出现重度抑郁的患者情况类似，如果药物不起作用，可以选择使用电休克疗法。

焦虑是帕金森病患者另一个常见的精神症状。多数情况下患者会出现焦虑和抑郁共病。焦虑不仅仅是患者对帕金森病的心理反应，还可能会使患者致残。治疗方法与其他患有焦虑且非帕金森病患者的方法类似。

帕金森病还和认知缺陷有关，这说明帕金森病患者是皮层下痴呆，以执行功能受损的形式表现出来。使用胆碱酯酶抑制剂治疗帕金森病痴呆可能会恶化患者的症状，从而导致功能衰退。路易体痴呆作为帕金森病的一种变体，更多的是类似的皮层痴呆，与阿尔茨海默病相似。

最近人们还发现，睡眠障碍也是帕金森病的一种症状。睡眠障碍包括失眠、白日过度嗜睡和睡意侵袭。这些都会进一步损害患者，并且会造成夜间幻觉与焦虑不安。

用于治疗帕金森病的抗胆碱能药和多巴胺类药会导致

患者出现妄想、幻觉、躁狂、焦虑和糊涂，本质上妄想是被害妄想。视幻觉是一种常见的抗帕金森病药的不良反应。之前就有认知损伤且在服用抗胆碱药的患者尤其会出现糊涂。

脑血管意外

在美国，脑血管意外或中风是老年人生病和死亡最常见的原因之一。多数中风是由血栓栓塞导致的脑梗死。还有较少比例的中风是由脑出血和（或）蛛网膜下腔出血所致。

绝大多数中风患者会出现对侧虚弱或上肢与下肢瘫痪，还有少部分患者会出现感觉障碍，中风的神经特点通常与损伤的部位有关。其中最常见的脑血管意外的神经特点是患者表现出病理性的情绪，如抑郁、躁狂和焦虑。这里指的是情绪的表达，与患者感受到的情绪没有直接联系。中风患者的病理性情绪与假性延髓性麻痹不同，后者不存在面部随意肌麻痹。病理性的哭或笑不是由任何刺激引发的。患者出现病理性的哭或笑之前、期间或之后，均与情绪变化无关。少数研究发现，抗抑郁药（如去甲替林、西酞普兰、氟西汀、舍曲林）可有效减少中风后的病理性哭泣。

众所周知，中风发作与之后患者患上抑郁之间是有联系的。急性脑血管意外后出现抑郁的患病率为 20%~50%。目前存在的争论在于，损伤的部位是否与抑郁的发生有关。具体来说，患者的左额叶和左基底节出现损伤会更有可能患上严重的抑郁。还有一种见解认为，抑郁的人发生中风的风险更高。一些研究已发现，抗抑郁药对于中风后抑郁的患者有效。也有报告说电休克疗法对治疗中风后抑郁也有效。精神兴奋剂也被使用过且有良好的疗效。应对抑郁的非药物疗法，如小组治疗、个体治疗和认知行为疗法，也有帮助，值得一试。不论情绪及其表达是否由受损的大脑部位所致，都应该意识到，通常脑血管意外患者已经在很多方面遭受了重大的损失。这些损失包括运动和认知缺陷，其可能会使患者担任父母、祖父母或社会有用的一员等角色的能力受损，这些都会给患者带来极端的痛苦，也可解释患者可能遭受的抑郁程度。

多发性硬化

多发性硬化是自身免疫病，它是导致青年人患神经系统残疾最常见的原因之一。神经特征经常会涉及许多不同的感觉功能和运动功能。多发性硬化是一种慢性病，有几种类型：复发－缓解型（急性发病，患者逐渐残疾），继发进展型（由最初的复发－缓解型发展到此类型，病情继续恶化，患者越发残疾），原发进展型（从发病起病情就一直在恶化），进展复发型（病情开始是一直在恶化，同时还会复发）。

多发性硬化多见于女性，且女性发病时的年龄更小（20多岁）。诊断依靠病史和临床检查，包括全面的神经系统检查。磁共振成像很可能对确诊非常重要，对监测病程也很重要。神经特征包括：视觉问题，可能会导致失明；步态和平衡问题，可能会发展成截瘫、痉挛状态和共济失调；感觉综合征；二便障碍；认知缺陷，尤其是近期记忆、持续性注意力、认知加工速度和概念推理。有时，多发性硬化患者会出现短暂的视觉症状，且很多年都没有其他的迹象或症状。这个群体是抑郁的高发群体（不同的研究发现抑郁患病率为 14%~57%），尤其是复发－缓解型患者。多发性硬化是一种逐步恶化、不可预知的疾病。不过由多发性硬化导致的生理残疾的程度与患上抑郁的风险无关。目前人们认为，多发性硬化患者的抑郁与免疫病理机制有关。对这类群体抑郁的治疗应包含心理治疗，重点关注疾病的恶化与复发对于患者生命的意义，以及其他的心理问题。团体治疗和认知行为疗法已被证明能有效治疗多发性硬化患者的抑郁。药物（如地昔帕明、SSRIs 类药物及其他）同样有效。地昔帕明一直是治疗多发性硬化患者抑郁的首选药，因为该药具有抗胆碱能属性，同时还能提高这类患者的膀胱功能。

正如之前所讨论的中风患者、多发性硬化患者以及有其他神经功能障碍的患者也会出现病理性的情绪，患者无法控制自己失抑制情绪的表达。和 SSRIs 类药物一样，低剂量的阿米替林（每日 10 mg，每日两次或三次）实际上也一直被用来治疗这种综合征。人们发现，多发性硬化患者的双相情感障碍的患病率（10%）比普通人群要高（1%）。至于为什么会这样，人们还不得而知。治疗方法与其他双相情感障碍类似，即使用情绪稳定剂。如果躁狂是继发于用于治疗多发性硬化的神经特征的类固醇，可短期使用抗精神病药而不使用情绪稳定剂。多发性硬化患者还存在一些欣快症状，与躁狂不太相似，前者通常发生在患有弥漫性脑部疾病的患者身上，这类情况不需要治疗。

联络会诊的可能性

1. 精神科联络会诊医生可以加入神经科团队，也到急性发病住院的患者病房查房。

2. 专科门诊常常很欢迎并需要精神科联络会诊医生，一些患者团体，如多发性硬化、帕金森病或中风后团体，也很欢迎并需要与精神科联络会诊医生合作。

手术、移植的精神问题

基本概念

· 在术前阶段，联络会诊精神科医生经常被要求评估患者的能力，且需要立即给出回复。为签署正规的知情同意书，该问题要给予解决（需完成对患者能力的评估），否则，手术可能会被推迟。

· 手术前和手术后，精神药物的任何评估都需要考虑药物戒断、停药综合征以及药物相互作用的可能性。

· 有 0.5%～2% 患者的术中清醒可能会引起创伤后应激症状。

· 在术后阶段，联络会诊精神科医生面临的最大挑战是正确诊断和治疗谵妄，以及足够的疼痛控制。

· 当有活体捐献者进行移植时，需要关注受体和捐献者潜在的心理动力学。

联络会诊精神科医生在手术安排中遇到的许多问题，在本书的各个章节中都有介绍。特别相关的主题有：谵妄、疼痛、能力、死亡和濒死、做作性障碍、烧伤、创伤和心理肿瘤学。与此主题相关的内容在各章节中有介绍。

精神药物

药物的相互作用总是很重要的，尤其是当患者出现医学并发症时。在住院进行手术期间，通常必须决定是否让患者停止服用精神药物。如果有足够的时间安排，可以逐渐减少用药，以避免停药或戒断综合征。根据手术的不同，可能会有一段长时间的禁食，此时只能摄取某些药物。

在手术期间和术后发生电解质变化或液体失衡时，诸如碳酸锂等血药浓度会波动至潜在的毒性水平。因此，在此期间停止使用锂类药物通常是小心谨慎的做法。当建议双相患者停止使用锂盐或其他情绪控制药物时，外科医生会感到不安，原因是担心出现术后"躁狂发作"。而与面临锂中毒引起的潜在肾衰竭相比，处理发展为躁狂行为通常更为容易。研究表明，使用抗抑郁药——选择性 5- 羟色胺再摄取抑制剂（SSRI）的患者，术中失血量增加，需要输血的可能性加大，而未观察到其他抗抑郁药这种情况。当需要紧急手术时，往往没有足够的时间考虑是否应该逐渐减少精神药物。在这种情况下，苯二氮䓬类药物或阿片类药物可能引起药物戒断综合征，SSRI 类药物可能会引起停药综合征。对于酗酒者，可能会出现酒精戒断综合征，甚至震颤性谵妄（DTs）。会诊医生需要保持警惕，有时全身麻醉、苯二氮䓬和 / 或作为术后护理一部分而应用的麻醉剂，会掩盖由于突然停止用药或饮用酒精导致的症状。

术前阶段

会诊的精神科医生经常被请求评估患者允许手术的能力，以获得患者的知情同意（见第 15 章）。最常见的请求原因是涉及谵妄、痴呆、精神失常、重度抑郁及焦虑等。苯二氮䓬经常用于治疗术前焦虑，尤其是用于孩子。外科医生常常不愿给那些非常抑郁和坚信自己不会从手术中挺过来的患者做手术，尽管并没有发现任何循证研究支持这种担忧。如果可以使患者的精神状况得到缓解且不会损害其生理健康，则最好在手术之前治疗患者的精神疾病。

有时候，患者的害怕、焦虑是担忧自己无法从手术中挺过来或无法从麻醉中醒过来。手术，尤其是那些需要全身麻醉的手术，常常是一次会危及生命的经历。下面的案例描述了一个真实出现的意外并发症。

案例：失声的男子

患者是一名 56 岁的男性，计划接受心脏搭桥手术。术前一天，该患者完全失声，而身体并无导致失声症状的任何异常。患者无精神病史，已婚，有两个孩子，与妻子的关系良好，妻子很支持他。他知道自己需要做手术，非常合作，但他不清楚自己为什么会失声。没有抑郁、精神病或任何冲突迹象的证据。患者通过书写进行交流。会诊医生做的一次探索性访谈显示，没有发现失声的心理因素。然后，会诊医生利用 Spiegel roll⑪ 技术对患者做了可催眠性测试，最后发现患者为 +4（高度可催眠性）。患者同意做催眠且很容易进入深度催眠状态。在催眠状态中，患者再次被问自己对手术的感受。一开始，该患者可以进行语言交流，后来他开始大哭。在催眠过程中，他的声音又回来了。他说自己无法承受与妻子告别，而且坚信，他若不在，妻子无法处理各种事务。在这次催眠之后，他又和会诊医生做了两次访谈，进一步讨论该话题。患者的声音从悄声

---

⑪Spiegel roll 是美国精神科医师 Herbert Spiegel 推广的一种催眠技术，又称为 "Eye Roll Sign"，用来判断可催眠性，结果范围为 0~4，4 为对催眠高度易感。

细语到逐渐恢复正常。

术中清醒

有一种现象是术中清醒，患者在手术后会称在手术过程中自己有一些意识，知道手术过程中发生了什么，可能是记得手术过程中手术室播放的音乐。还有一些极端个案，患者可能在术中完全恢复意识，这种情况下，患者可感到全身麻痹，同时，可能会感到剧痛。完全恢复意识的情况非常罕见，所有类型的术中清醒的比例估计为 0.5%~2%。术中清醒的后遗症可以是闪回（突然重现）、噩梦以及其他创伤后应激的症状。如果这些症状持续存在的话，就需要对患者进行治疗。

术后阶段

谵妄是会诊的精神科医生要处理的最常见的术后问题之一（这部分内容在其他章节讨论）。经常出现的情况是，会诊请求是因患者的抑郁症状，而会诊结果是有谵妄症状。

疼痛控制是另一个请求精神科医生会诊的术后问题（这部分内容在其他章节讨论）。重要的是要认识到，患者最初可能并非抱怨疼痛，因此，很有必要问清楚术后疼痛的严重程度。因为害怕成瘾，患者可能还会觉得要避免使用任何药物来止痛。对于这种情况，需要向患者保证：如果在正规的指导下服用止痛药，并且在康复期间逐渐减少用量，就不会成瘾。

任何手术都可能会使患者感到毁容或伤残。手术会导致功能丧失、体型／形象不佳以及自我价值感严重受损或降低。盆腔外科手术、前列腺切除术、截骨手术、咽喉部外科手术和乳房切除术尤其被认为会给患者造成社会心理压力，有时还会导致严重的抑郁。当术后被叫去见患者时，除了对症治疗外，最好的干预措施是委婉地建议患者转为门诊随访。应注意提出建议的方式，不要使患者觉得会诊医生在提示自己有精神方面的缺陷。更确切地说，会诊医生需要向患者传达这样一种信息，即很多人在术后都会有情绪反应，心理随访是术后恢复的一部分，很有帮助。

做作性障碍

做作性障碍患者会提供虚假的病史和（或）模仿患了某种医学上的疾病，这可导致手术甚至是多次手术。这类患者可能还会利用自身已有疾病干扰伤口的愈合，比如，向伤口放受污染的材料，或者制造骨折导致又一次手术。这类患者的身上经常会有无数的手术瘢痕，即所谓的"铁道腹"或"棋盘腹"（请见第13章对做作性障碍的讨论）。

心脏手术

从心脏症状首次发作到建议进行心脏外科手术之间，可能只有几周或几天，有时甚至更短。由于时间紧迫，这种情况下，即使患者极度焦虑或抑郁，也很少请精神科医生会诊。不过还有一些情况，精神科医生可能会接到会诊请求，尤其是当患者很不寻常地拒绝或抵制救生手术时。对于此类情况，我们经常发现，即便患者非常恐惧也不会说这些问题，除非医生主动和他们谈及。这是一个教他们练习放松、冥想、自我催眠和掌握其他压力管理方法的好时机。当患者需要处理预期的焦虑时，这些方法对于所有类型的手术都起作用。

当患者成为心脏移植的候选者时，很可能已经濒临死亡。因为患者觉得"时间快没了"，所以会有等不到移植手术带来的丧亲之痛的预期的恐惧。支持性的心理治疗和对症治疗对此或有所帮助。精神科医生可能会被要求加入预评估团队。已有研究表明，存活的最佳预测变量包括：良好的应对技能、社交支持，以及在移植前能很好地遵从治疗方案。

因此，重要的是要评估预移植患者是否有心境综合征、家庭调整问题、药物滥用、人格障碍，以及是否有各类移植前不依从治疗程序的历史。这些资料将有助于做移植后护理计划。但要小心，不要陷入这样一种境地，即人们要求医生基于精神病学诊断来决定患者是否能得到移植（即患者的生或死）。重要的是不要像警察那样出现，这样才能获得患者的信任。注意力应集中在做客观的精神病学评估，评估应考虑到患者的社交支持、动机和理解力，以及患者遵守复杂的移植后方案的可能性。如果移植团队有一套经科学确认且基于数据的筛查准则，而团队决策以此为基础，就可以避免充当守门人。

心脏移植患者还有许多其他特有的问题，可能需要请求会诊。移植后患者家属经常会经历情绪上的大起大落，他们或许会需要心理支持。无论做什么，只要能减少移植经历对家庭护理人员的负面影响，同样能间接帮助患者。一些心脏移植患者会出现创伤后应激障碍（PTSD）并发症。使用免疫抑制剂，如类固醇和抗排斥药物（即环孢菌素），可能会导致谵妄、抑郁及精神病学症状（如妄想、幻听、幻视）。

请记住，患者明白自己能够活下来是因为另一个人去世了，而自己拥有了这位亡者的心脏。无论受赠人是否知道捐献人的身份，通常都会有幸存者的内疚感和对捐献人的身份认同感。受赠人可能希望见到捐献人的家人，甚至想与他们建立关系。

心脏手术术后谵妄

与其他手术相比，似乎心脏手术出现谵妄的风险更高。这可能与体外循环有关。精神病学医生可能会被请求去帮助管理这类患者，应始终考虑所有常见的导致谵妄可能性的原因，包括但不限于脑血管事件（如栓塞、败血症、药物不良反应、药物间相互作用、代谢变化）。用于镇痛的药物，尤其是哌替啶，可能是导致谵妄的主要原因。可以替换成其他的镇痛药，例如吗啡，可能会有所帮助。对于做了心脏手术的患者，谵妄的具体原因可能不很明显。尽管如此，还是应进行对症治疗。

案例：心脏手术后的意识障碍

患者 70 岁，男性，需要做冠状动脉搭桥手术。通过心脏直视手术，他做了两个搭桥，没有发生任何并发症。术后第二天，他出现急性激越，拔管线，行为偏执妄想。患者没有可示位的症状，于是请求精神科医生会诊。患者被诊断为谵妄急性发作，给予静脉注射氟哌啶醇。建议手术人员探讨可能引起谵妄的器质性病因，患者被查出有糖尿病高血糖症，而之前未被查出。随着症状开始缓解，患者改为服用利培酮直到出院。

截肢

患有外伤、糖尿病和癌症等疾病的患者，有时会需要截肢手术。不论是什么原因，截肢都代表对患者完整性和整体感的特有侵袭。如何处理截肢所造成的心理和社会意义上的问题，和治疗残肢一样重要。

我们已经注意到，截肢后几天，患者经常展现出很好的表象。他们似乎很快乐，会说很期待接下来的康复治疗。没有经验的会诊者可能会错误地认为患者做得不错，不需要任何随访。但现实是，看到的很可能都是相反的，这类患者仍然很容易发展为重度抑郁症患者。

幻肢现象：指患者会感到被截掉的肢体还在，是截肢的一种普遍问题。幻痛是指患者会体验到疼痛，而痛点就在幻肢部位。患者会感觉失去的肢体还在，而且引起极端的疼痛。至少 80% 的患者都会体验到幻痛。一种解释这种感觉的常见理论认为，是被截掉的肢体在大脑的皮层区被投射出来。

悲痛反应：在经过最初的否认期后，截肢者通常进入一个愤怒周期。由于人很难对不存在的事物生气，所以愤怒很可能被转移到他人或自己身上。这种强烈的悲痛反应和失去所爱之人的经历类似。然而，患者不仅仅会因失去肢体悲伤，还会因失去之前的自我形象悲伤。

过了该阶段，患者的心思可能就全集中到新的假肢上。对假肢的不切实际的期望，会使患者和其家属失望。带假肢的生活可能会导致患者社交隔离，而社交隔离，又会引发或加剧患者的抑郁症状。截肢患者经常会出现噩梦和闪回，但发生的时间和频率会逐渐减少。格伦特（Grunert）

等描述了 3 种具有预后意义的闪回类型：

1. 重放——从事故发生刹那前到受伤期间的事故重放（超过 90% 的这类闪回症状的患者会被重新雇佣 ）。

2. 评定—— 重放后立即出现受伤的手的画面。

3. 投射—— 出现比实际情况严重的受伤画面（同时有 2 和 3 闪回类型的患者重回工作岗位的可能性小 ）。

4. 再植——因外伤导致的手指、脚趾、四肢和男性外生殖器断后再植手术的经验越来越多。如以下案例所描述，患者在事故发生前的心理状态会影响再植手术后的情绪状态。

案例：承担责任

一名 24 岁的男子，和女友吵架后开车回家。他心事重重，驾驶时丝毫没有注意到前面一个湿漉漉的拐角。紧接着便出事了，他失去了右臂，但再植术很成功。对这次受伤，他一直责怪女友。承担责任问题成了他康复治疗和肢体功能恢复失败的焦点。只有患者接受了帮助他度过"习得性无助"状态的治疗之后，才能更好地康复。

烧伤和创伤患者接受再植术后也有相同的心理问题。因为患者全神贯注其断肢，闪回非常有画面感。患者会愈发焦虑，尤其是对再接上的肢体。有时会用水蛭给患者肿胀的肢体吸血，以促进血液流动，这会引起患者的心理反应。工作人员可能对患者说，他们青肿而无功能的肢体"很给力"，但患者可能更害怕再次失去肢体。干预性治疗或许能给患者一个机会说出这些恐惧，以减轻焦虑。

移植手术

心脏、肝脏和肾脏移植在本书的其他章节有提及。在许多医疗中心，肺、胰腺和骨髓移植已经常态化。最近，脑组织、肢体移植和面部移植也在一定程度上实现了。

移植的器官可以来自活体捐献者，包括肾脏、部分肝或骨髓，也可以来自遗体。还有很罕见的所谓多米诺（domino）移植，即多个有序的程序相继完成。例如，某人移植的肝脏产生了异常的有害蛋白质，而在另一个人身上却功能正常。那么再把肝脏移植到这个人身上，而那个功能正常者另接受来自活体或遗体的器官移植。其他情况，如因为心－肺联合移植的成功率更高，所以会给一个心脏正常的患者做心－肺联合移植。而将这颗正常的心脏再移植给其他患者。还有一些情况涉及自愿的活体肾脏捐献者，有些人愿意把肾脏捐献给自己所爱之人，却不匹配，而他们都与第三个人相匹配。因此，多个程序可以有序或同时完成。

每种移植情况都有其自身的特定问题和同时导致的心理社会影响和冲突。精神科医生通常是移植团队的一员，他们需要理解从活体捐献者移植器官后经常会有的心理学问题。如果移植成功，主要关注点会是接受者。这会使捐献者——事实上的"英雄"——感到被忽视。如果移植没有成功，捐献者和接受者可能都会有巨大的失落感和负疚感。在这些情况下，心理随访会很有帮助。

患者在等待移植期间经常会高度焦虑，因为患者不仅担心自己的健康和生命，还会担心在移植排队名单上自己是否足够靠前以得到下一个移植的机会。有时，家庭成员作为捐献者进行检测看是否与患者匹配，此时，会涉及复杂的家庭动力学。

对于遗体器官捐献来源的情况，接受者会处在期待一些不认识的人死去而自己能获得移植机会的状态。有些患者想见到器官捐献者的家属，也有些捐献者家属想见到器官接受者，可遵守不同地区的指南及临床规定。有些患者声称自己已经具备了捐献者的某些特征。这种可能性是无法确认的，但需要评估相关的心理问题。

移植筛查

移植筛查准则一般都会包括社会心理学因素，并且移植团队中通常都有一名精神科医生或其他精神健康专业人士。还有一些量表，例如《移植评估指标量表》（Transplant Evaluation Reading Scale，TERS）和《移植候补人员的社会心理评估量表》（Psychosocial Assessments of Candidates for Transplant Scale，PACTS）。关于是否宜使用心理学数据作为决定因素确定患者在移植名单上的排位或是否宜接受移植，应了解心理学数据存在依赖于器官、医院、临床安排和个人临床状况的可变性。对于能否预测患者遵守移植后用药和治疗计划，包括通过患者移植前的行为进行预测（如患者是否遵守透析或戒酒），目前还有争议。在移植后阶段，精神科医生需要警惕任何精神药物和正在使用的最新免疫抑制药物之间的相互作用。随着移植手术技术的进一步发展，联络会诊精神科医生将面临挑战。医学和药理学议题将变得更加复杂，同样还包括移植的心理意义和移植对患者造成的影响，以及心理适应问题。这需要新的心理学解读和新的心理学治疗技术。

联络会诊的可能性

1. 专门的手术项目时常愿意让精神科医生加入团队。这种情况在烧伤和创伤科很常见。人们熟悉的其他通过联络机制请精神科医生的手术团队还有针对肥胖的减肥手术团队、癌症外科手术（特别是乳房切除术和耳鼻喉根治术，尤其是喉切除术后）团队。

2. 外科手术中的特殊情况往往会带来复杂的精神问题。如果精神科医生与外科医生有工作关系的话，他们则可能参与非普通手术的计划，如截肢、再植、联体双胞胎分离、导致（或修复）眼睛失明或耳朵失聪的手术、面部移植、多米诺移植。

3. 精神科医生可以被分配到各类移植团队中去做联络工作。在这种情况下，他们可以对所有的器官接受者和捐献者进行可能性评估。这也将利于他们评估患者术后的精神问题。

12 人类免疫缺陷病毒 (HIV)/获得性免疫缺陷综合征 (AIDS) 精神病学

基本概念

人类免疫缺陷病毒(HIV)感染后的症状是动态存在的,所以医生需要不断提升自己的诊断和治疗技术。

· HIV 感染者对药物治疗非常敏感,尤其是影响中枢神经系统的药物不良反应。所以,每当治疗 HIV 感染者时,都需要遵循"少剂量开始,逐步加量"的原则。

· HIV 和获得性免疫缺陷综合征(AIDS)患者经常进行多种药物联合治疗,必须知道他们正在服用的都是什么药物,因为这些药物可能会跟要开的药物发生相互作用。另外,他们所服的药物还经常会导致患者出现神经精神症状。

· 不应忽视患者的抑郁症状,认为这是患者被诊断为疾病晚期的"正常"结果。必须对抑郁进行全面的评估和充分的治疗。

随着高效抗逆转录病毒疗法(HAART)和联合抗逆转录病毒疗法(CART)的出现,AIDS 的死亡率已经下降。但是,HIV 的感染率依旧在上升,而且最近的 HIV 监测数据显示年轻的男男性行为者的感染率上升。

美国疾病预防控制中心 2007 年 6 月修改的最近 AIDS 监测数据显示,AIDS 病例从 2004 年估计的约 40 655 例,增加到 2005 年的约 41 987 例，至 2005 年美国 AIDS 病例累计达到 984 115 例。对 HIV 传播的理解已经有了很大的进步，已不再像当初那样认为只有白人男性同性恋者易患艾滋病。HIV 感染者不仅包括男性同性恋或静脉注射药物滥用者，还包括年长者，即所谓的老年组人群和女性。HIV 将继续传染给不同年龄、种族、性取向、社会经济阶层和文化背景的男性、女性和儿童。除了 HIV 感染者易患的医学上的并发症，这一疾病还会导致一系列的精神问题。因此，在做联络会诊时会经常遇到这类患者。

精神疾病和 HIV 之间的关系

精神疾病会以不同的方式和 HIV 相关联。

1. 一些患者是在感染 HIV 之前就有发病前的精神障碍（如严重的心境障碍、精神分裂症和物质滥用）。

2. 一些患者是受与 HIV 感染无关的现实生活事件的影响（如失业、父母亲离世等）。

3. AIDS 患者特有的继发于医疗状态（如继发于败血症的谵妄、继发于医疗原因的痴呆）的精神病现象。

在 HIV 感染的过程中，有几个节点患者更容易发生精神疾病：

1. 血清转化时。发现他们的感染状态会导致严重的焦虑、抑郁、短期精神病性障碍、急性应激障碍或类似创伤后应激障碍的症状等。

2. 基本无症状的适应期。HIV 阳性患者（但处于无症状期）会感到非常焦虑，他们对任何身体损伤或其他的身体症状都十分警惕。

3. 向症状性疾病转变的时期。当患者出现机会性传染，他们会因疾病进展本身、用于治疗 HIV 并发症的药物和对疾病的情绪反应而患上精神障碍。

4. AIDS 症状明显时。谵妄是 AIDS 最常见的精神疾病并发症之一，患者进展到严重 AIDS 期时常见。此阶段另一种常见的精神病症状是 HIV 相关痴呆。

5. 当 CD4 和病毒载量水平发生波动时。患者的焦虑和抑郁经常伴随着 CD4 细胞计数降低、病毒载量升高而出现。

6. 当患者服用 CART 药物时。CART 药物本身就会导致神经精神方面的不良反应，而且，还会出现一些与应对服药有关的心理问题。

表 12.1 列出了 HIV/AIDS 患者中可见的一些精神疾病。在治疗这些患者时最重要的工作之一是确认某些精神疾病是否继发于医学病因（如源于药物、脑淋巴瘤等）。如果医疗干预就可以解决某些精神疾病，或许就没有必要使用治疗精神病药物。

表 12.1 HIV 感染可能出现的精神疾病

抑郁症

焦虑症

物质滥用导致的疾病

认知障碍

疼痛综合征

适应障碍

睡眠障碍

性功能障碍

躁狂症

精神病性障碍

人格障碍

血清转化的心理后果

一个人一旦被诊断出携带有 HIV，他（她）会经历几个阶段，与之前在讨论死亡和癌症时患者会经历的阶段非常相似。在最初的危机期，患者会有强烈的情绪反应。他（她）会极度的震惊、愤怒、害怕，而且经常会极力地否认。患者通常不相信最初的诊断结果，会要求重新做检查并进行二次确诊，这种情况并不少见。这些患者可能并没有能力领会、理解传达给他们的信息。当患者逐渐不再否认感染的现实就会变得悲痛、愤怒。在这个过渡阶段，内疚、自怜、抑郁以及付诸行动就会取代否认。常见的失常反应包括："反正我就要死了，所以我就继续吸毒，恣意享乐"，或者"既然我被感染了，那我就去感染其他人。"一旦患者到接受感染现实的阶段，他们经常会变得充满斗志，可能成为探究 HIV 病因的积极分子。他们可能会变得非常积极地去寻找治疗上的新进展、正在进行的药物研究以及可供他们选择的其他治疗方案。患者还会有一个准备阶段，在这一阶段他们真正开始计划自己的葬礼、追悼会，可能还会撰写自己的墓志铭。他们可能会尝试着和已经疏远的亲人、爱人重新聚一聚，预立遗嘱，并指定健康护理代理人。需要记住的重点是以上这些阶段并没有绝对的界限，它们可能会重叠，或者在一些病例中不会出现上述表现。

抑郁和 HIV

重度抑郁是 HIV 患者最常见的精神疾病之一。一些研究显示其比例超过 30%。抑郁症状相当普遍，但必须再次强调，不应把这些症状视为正常而忽视它们。对患者做一次全面的评估是必不可少的。由于许多抑郁症状会和医疗问题混淆，从而导致对抑郁症的错误诊断，建议在诊断艾滋患者的临床抑郁症时，相对于自主神经系统症状（如睡眠、食欲和功能紊乱等），应该把关注的重点更多地放在抑郁症的认知症状上（如无望感、无助感、负罪感、快感缺乏等）。

抑郁症的治疗

所有的抗抑郁药对 AIDS 患者具有同样的疗效。总的来说，研究发现 HIV 患者比非 HIV 患者在服用抗抑郁药后见效更快，而且所需的药物剂量更小。因为 HIV/AIDS 患者通常服用多种药物，所以这些药非常可能和抗抑郁药物产生相互作用。AIDS 患者对精神药物的不良反应尤为敏感，因此，选择性 5- 羟色胺再摄取抑制剂在很大程度上已经取代了三环类抗抑郁药，成为这类人群治疗抑郁症的首选药物。精神兴奋剂可以发挥很大的作用，尤其是对于严重病例，但如果患者是精神病患者，请避免使用该药。

自杀和 HIV

案例：过期的安眠药

Gerry 是一位 34 岁的白人，他是一名男性同性恋者，且 HIV 呈阳性。他和同伴一起去见了一位医生，这位医生因发表对安乐死的观点而远近闻名。Gerry 和他的恋人刚被诊断出感染了 HIV，那时只有齐多夫定（AZT）一种药物。他们要求并得到了足够量的处方安眠药（苯巴比妥）用以自杀。他们十分确信，自己宁愿死也不愿遭受 HIV 带来的

后果。Gerry 的同伴先采取了行动，他服药后去世了。但
Gerry 犹豫了，那些药被他放在了抽屉里。一年后他搬到了
美国东海岸，他把那些药也带走了。他需要自己能掌控生命。
三年后，Gerry 还保留着那些安眠药。在治疗师的帮助下，
Gerry 最终丢掉了它们。

AIDS 患者自杀是一个很复杂的问题。患者请求医生协
助自杀和安乐死可以被看作是理性的行为，但患者应该接
受一次严格的评估，以排除某种可治疗的精神疾病。研究
发现，不同组间自杀率有所变化，AIDS 患者比单纯的 HIV
携带者自杀率低。一些患者会决定终止对本有可能治好的
并发症的治疗，对于这些患者需要警惕，这很可能是一种
消极的自杀表现。

焦虑和 HIV

正如所料，焦虑在 HIV 患者中很常见。在初次诊断时，
患者主要是对未来感到焦虑。在其他状态下会被忽略的躯
体症状此时被认为是很严重的问题并导致更多的焦虑和恐
惧。很多患者会试图向外界隐瞒自己的 HIV 感染状态、性
取向、毒品使用情况以及正在服用的药物，这会使他们更
加焦虑。有研究报道当患者得知自己发生血清转化时会出
现一种类似于创伤后应激障碍的综合征，一些因 AIDS 遭
受了许多损失的患者也会出现这种症状。在这个群体中会
看到所有种类的焦虑障碍，从适应障碍到伴随有广场恐惧
症的惊恐障碍。考虑到焦虑可以表现为躯体症状，因此可
能难以将其与其他疾病症状区分开。

焦虑的治疗

在对患者做了全面的评估并排除了可能的根本原因（包括物质滥用）后，就可以使用药物或非药物的方法治疗焦虑。在所有的药物当中，苯二氮䓬类药物通常是首选，尤其是对在特定时期出现焦虑的病例。对于有物质滥用史的患者使用苯二氮䓬类药物时一定要慎重。对于多数慢性焦虑症，建议使用选择性5-羟色胺再摄取抑制剂或丁螺环酮。非药物技术包括冥想、肌肉放松治疗、生物反馈疗法、催眠疗法、意象疗法、针灸疗法和个人或团体心理治疗。

HIV 感染者中的精神病性障碍

HIV 感染者精神病的患病率变化很大。在鉴别诊断中，将精神病是继发于某个可治疗疾病的可能性考虑进去也是非常重要的。HIV 感染状态下的精神病可能由多种因素引起：机会性感染、HIV 对大脑的直接影响、药物、内外科治疗产生的不良反应、物质滥用、中毒、退出抗病毒治疗等，或是传统的精神疾病，如精神分裂症、双相情感障碍。

精神疾病的治疗

再次重申，当治疗 HIV 感染者时，请务必采用"少剂量开始，逐渐加量"的原则。尤其对使用具有锥体外系和抗胆碱能不良反应的抗精神病药很敏感的患者更应如此。建议使用非常低剂量的氟哌啶醇，或使用新型非典型抗精神病药物（利培酮、奥氮平和喹硫平）抑或是吗啉酮。

认知障碍和 HIV

HIV 感染导致的认知障碍通常是以下 2 种综合征中的一种：轻度认知运动障碍和 HIV 相关性痴呆（HAD）。

出现以下症状中的任意 2 种即可确诊轻度认知运动障碍：①注意力损伤或注意力无法集中；②思维迟钝；③记忆受损；④运动迟缓；⑤协调功能受损；⑥人格改变、易激惹、情绪不稳定。

另外，这些症状都需要经神经系统检查（如反射亢进、扫视运动、额叶释放征和共济失调）证实（功能损伤还没有严重到痴呆的程度且没有其他的病因）。HIV 感染者会出现变化的 HIV 相关性痴呆的症状。这通常与疾病处于晚期阶段有关，但也可能作为 AIDS 的典型疾病发生在免疫功能还没有完全受损的患者身上。还有一些特定的风险因素与 HAD 有关，包括确诊时年龄相对较大、消耗综合征、贫血和物质滥用史。HIV 感染者的痴呆和帕金森病或威尔逊病的皮层下痴呆很相似。随着抗逆转录病毒治疗联合用药（包括可渗透血脑屏障的药物）的普及，HAD 的发生率已经降低。对于已经诊断出患有 HAD 的患者，使用CART，尤其是包括齐多夫定或阿巴卡韦的联合用药，至少可以使认知缺陷出现局部好转。

早期 HAD 经常很难被识别出来，而且很难与抑郁症区分。症状可以包括以下几种：①情感淡漠；②思维和反应变迟缓；③步态不稳或共济失调；④难以胜任以前惯常的任务；⑤健忘；⑥轻微震颤；⑦视空间技能障碍。

晚期 HAD 的症状可以包括以下几种：①精神病性特征；②严重的注意力缺陷；③严重失忆；④人格改变（易激惹、

躁狂）；⑤共济失调；⑥明显震颤；⑦缄默、妄想和幻觉。

如之前提到的，当患者开始使用 CART 时，HIV 痴呆有好转的表现。另外，如果患者出现精神病性的、躁狂或焦虑不安的症状，对症治疗可以包括使用低剂量的精神安定剂。抗抑郁药可以用来治疗抑郁症，抗焦虑药可以用来治疗焦虑症。支持性疗法包括建立提醒系统（如笔记本、标记、日记、闹钟等），和患者说话时要简洁、缓慢，帮助他们调整自己、适应现状等。

疼痛综合征和 HIV

疼痛综合征在第 14 章进行了讨论，这也适用于 HIV/AIDS 疼痛。但是现实中对 HIV/AIDS 患者的疼痛经常治疗不足、诊断不足，记住这一点很有用。这类患者疼痛的患病率高达 30%~80%。这通常是多方面因素造成的。HIV/AIDS 患者的疼痛可以是 HIV 相关疾病导致的后果，也可能是 HIV/AIDS 治疗产生的不良反应，抑或根本与 HIV/AIDS 无关。

案例：所谓的"新生活"

自从 1985 年被确诊感染 HIV 之后，Elizabeth 已经多次住院治疗。她看起来一副病态，已经多年无法正常生活，也没有吸毒。自从开始使用"鸡尾酒"疗法治疗 HIV，她就再没有住过院，体重也有所增加，而且看起来也再没有"一副病态"。她感觉精力充沛，准备重新开始自己的生活。可是残酷的现实将她所有的希望全部摧毁了。她没有能力找到一份有报酬的工作以继续服药治疗。有许多适合她的工作都因为她需要服药而被取消了资格，而且这些工作给

她的报酬也不足以用来买药。她决定继续失业。由于她越
来越健康，有大把的空闲时间，生活对她来说开始变得无聊。
于是她又重新开始吸毒，很快便又回到了感染 AIDS 之前的
老路上了。

高效抗逆转录病毒治疗中存在的特殊问题

随着时间的推移，更多的新型 HIV 药物和药物种类被
发现。艾滋病治疗药物种类包括核苷类逆转录酶抑制剂、
非核苷类逆转录酶抑制剂、蛋白酶抑制剂、融合抑制剂以
及最近的整合酶抑制剂。另外，为了提高患者的服药依从性、
简化治疗方案，还生产了固定剂量的二合一药物。作为一
名精神科医生，知道患者正在服用什么药物非常重要。首
先要清楚药物之间的相互作用。虽然大多数药物间相互作
用从本质上是体外试验观察到的，但医生有责任谨慎用药
并告知患者。目前监测到的最常见的是利托那韦（Norvir）、
苯二氮䓬类药物和安眠药之间的相互作用。当患者使用
CART 时，严禁使用氯氮平和匹莫齐特。当同时使用安非
他酮和蛋白酶抑制剂时一定要谨慎。另外，使用 CART 产
生的一些慢性不良反应会导致患者感到沮丧并能够导致抑
郁。这些慢性不良反应包括代谢失常、胃肠道不良反应、
脂肪代谢障碍等。另一个现实问题是，HIV/AIDS 患者现
在的寿命更长，所以他们更容易受到与这一慢性病有关的
心理问题的影响，如污名化、经济问题及对毒品诱惑的艰
难反抗。现在，精神方面的护理已经成为针对 HIV/AIDS
患者进行多学科手段治疗必不可少的一部分。

联络会诊的可能性

由于 HIV 患者寿命的延长，精神科医生在 HIV/AIDS 领域所扮演的角色越发有意义。这就使得从事联络会诊的精神科医生在 AIDS 领域开展多种类型的联络工作，比如：

1. 参加学校、健康中心以及高危人群（如毒品项目、同性恋）团体的讲座和教育项目。

2. 给医学生、居民和护士做 AIDS 相关精神问题及其他相关问题（如污名化、高危因素和依从性等）的讲座。

3. 设计并参与活动，如 AIDS 纪念服务、AIDS 拼布节目和预防倦怠团体等。

4. 与 AIDS 医疗团队一起定期进行查房。

5. 参与由社会工作者、个案管理师、HIV 咨询员、临床护理专家和心理学家组成的 AIDS 心理社会团队，并在其中充当领导角色。

6. 到 HIV 诊所现场给患者做精神方面的护理。

躯体形式障碍、做作性障碍和诈病症

基本概念

· 如果迹象和症状并不符合预期的疾病发展机制，鉴别诊断时就一定要考虑躯体化的可能。

· 躯体化可能与任何生理疾病同时存在，最初的时候躯体化可能还会掩盖生理疾病。

· 人格、情绪和执行能力突然发生变化，以及精神状态的快速波动，这些都有可能提示是生理疾病的诊断。

· 继发性获益会强有力地暗示了患者是诈病症或做作性障碍，但也不能排除其他原因。

· 每一名患者都有权接受至少一次全面良好的身体检查。

身心关系在躯体化领域扮演了非常重要的角色，没有任何一个医学领域比躯体化领域更需要它。在躯体化这个领域，内科和精神科之间已经没有非常清晰的界限。这意味着对会诊精神科医生的医学训练变得极其重要。患者的身体会出现多种问题，但最主要的是心理问题。会诊精神科医生需要解决疾病本身，并能理解患者使用防御回避的心理问题。对躯体化更好的定义是将其看作一种在多种疾病中均可见的症状，躯体化被划分到躯体形式障碍这一大类的下面，但其在做作性障碍类别中也可见。躯体化也是有成本的。就总花销、门诊就医和住院收费而言，躯体化所消耗的健康护理资源比非躯体化的还要多。躯体化还会影响社会生产力，因为躯体化患者比一般人群更多地处于易生病和失业的状态。对于精神科医生来说，公开诊断是一项很困难的任务，因为一来，社会污名化了"躯体化"这个标签；二来，存在一种可能，患者的身体真的出现了问题且需要被照料，否则一个严重的生理疾病就可能被漏诊。而精神科医生需要平衡这两者之间的关系。

病理生理学机制

躯体形式障碍患者确实感觉到如他们所说的感受。有几种病理生理途径会导致这种情况的发生，包括生理机制，例如自主神经觉醒、肌肉紧张、过度换气、静止活动的生理效应、睡眠障碍和大脑信息加工；也包括心理机制，如情绪、信念、感知和人格因素；还有其他的一些机制，例如残障系统、健康护理系统，朋友、亲人的强化行为也会促发躯体化。把躯体形式障碍和主要症状为躯体化的做作性障碍区分开来，这是非常必要的。需要考虑两个基本要素：症状的本质（患者自愿让其产生）和继发性获益的呈现（如获得注意、避免做不喜欢的任务、物质奖励、表现无能、被悉心照料衣食起居等）。对于做作性障碍和诈病症，躯体症状是患者自愿让其产生的，而躯体形式障碍的躯体症状则不是患者自愿为之。做作性障碍和躯体形式障碍的患者会无意识地寻求获益，而诈病症患者则是故意为之来获益。

躯体形式障碍

躯体形式障碍患者会出现一系列的身体症状，但人们无法从医学角度给出适当的解释。躯体形式障碍不同于患者有意而为的诈病症或做作性障碍的结果。躯体形式障碍的诊断提示了心理因素会影响具体的症状、发病、严重程度和持续时间。这些症状包括以下几类，均被划分到"躯体形式障碍[12]"这一类别的下面（依据《精神疾病诊断与统计手册》第四版）：

- 躯体化障碍
- 转换性障碍[13]
- 疑病症
- 躯体变形障碍[14]
- 躯体形式疼痛障碍
- 未分化躯体形式障碍[15]
- 躯体形式障碍，未特指的（NOS）

躯体化障碍

躯体化障碍以"歇斯底里"为人们所熟知，它使人们想到了 Charcot 的名画，描绘了一个女性在画画。人们对歇斯底里患者一直有一种刻板印象，认为患者总是年轻的女性，她们非常容易受暗示。然而，现代精神病学已经拓宽了这一定义。虽然这种疾病更主要见于女性（比例为

---

⑫ 在 DSM-5 中更名为"躯体症状障碍及相关障碍"。DSM-5 对这类障碍的命名及诊断标准做了很大调整，具体请参考 DSM-5"躯体症状障碍及相关障碍"一章。

⑬ 在 DSM-5 中更名为"功能性神经功能障碍"。

⑭ 在 DSM-5 中被归为"强迫障碍及相关障碍"。

⑮ DSM-5 将躯体化障碍、疑病症、躯体形式疼痛障碍和未分化的躯体形式障碍合并为"躯体症状障碍"。

10 : 1），但男性群体也存在这种疾病。躯体化障碍的症状是多样性的，这是这种疾病所特有的，涉及多种器官系统（可以用"FOOT"来帮助记忆：F-四种胃肠道症状，O-一种神经系统症状，O-一种性方面症状，T-两种疼痛症状）。躯体化障碍通常是一种慢性病，患者发病年龄一般在 30 岁之前。更重要的是，这种情况的患者有过度的医疗求助行为。

躯体化症状可以多种不同的方式来理解：可以是患者表达情绪的途径，是患者的感受或信念的象征性表现，或是患者用来逃避责任的途径。具体的治疗包括从心理生理角度给患者解释这些症状，允许患者定期、简短地一直来见同一个主治医生（这样的话，患者就不需要再产生新的症状以获得医生的注意），而且避免使用不必要的高消费的干预方法。患者和医疗服务人员建立共情的治疗关系可能是治疗环节中最重要的一环。人们发现，躯体化障碍患者如果接受了心理健康专业人员的认知行为疗法，相较于那些只是接受了标准医疗护理的患者，前者更可能出现好转。

转换性障碍

案例：瘫痪是为了克制性冲动

一位 29 岁的已婚女性出现在了急诊室，她失去了行走的能力。当时她由于丈夫参加海湾战争而住在了姐夫家。医生给她做了检查以便找到她瘫痪的病因，但检查结果均没有发现任何异常。不存在异常的条件反射，从解剖角度也无法解释。神经科便提出了精神科会诊的请求，会诊医生和这位患者谈了很久。她回想到，几天前她和姐夫聊了会儿天，随后当她从姐夫的房间前经过时就感觉焦虑和害怕。这位患者还承认产生了自己与姐夫的性幻想。第二天早晨，她就不能行走了。会诊医生使用暗示进行治疗，并配合使用支持性心理疗法处理她的内疚感，因为她在思念丈夫的同时还被其他人吸引（这种吸引是自然的），经过治疗之后，这位患者又重新可以行走了。

躯体化障碍会有若干种症状，影响若干个器官、系统，与其不同的是，转换性障碍是单症状的，通常与自主神经系统有关（即胳膊和腿的运动，痛觉或视觉或听觉的特殊知觉）。转换性障碍常见于青年人和青少年（但并不限于这两类群体），常见于低智商和（或）受教育程度较低的群体，以及较低社会阶层的群体。另外，战斗一线的军事人员也常出现这种疾病。人们经常用"泰然漠视"形容转换性障碍患者，这是为了突出描述这类患者即便面对自己失明、失声或瘫痪等情况，好像也不会不安。

这类症状可能是由于患者压抑了无意识的内心冲突，将焦虑转换成了身体症状。这类症状与无意识冲突经常有一种象征关系。可以使用暗示、疏导和催眠治疗。这类患者需要一种治疗关系的帮助，在此关系中治疗师既扮演关怀的角色，也是患者应该服从的权威。

疑病症

案例：我一定得了脑瘤

这是一个有严重头痛的 30 岁男性患者。神经外科医生无法通过这个患者的主诉来判断其症状，于是请精神科医生来处理。磁共振成像检查没有发现任何异常，但这个患者坚称自己可能有脑瘤，想要做一个全面的身体检查来排除这个可能。即便给他看了做过的所有检查，都没有发现他有脑瘤，这个患者还是坚持自己的观点。在和这个患者交谈之后，会诊医生得知他刚刚结婚。他承认对自己的婚姻感到焦虑。结果就是，他在结婚后不久开始头痛，然后就去看不同的医生，想要查明自己是否有脑瘤。这个患者的胃口也变差了，还有睡眠失调，这些都与这件事有关，而且还有绝望感和无助感。他曾经一度还认为自己有心脏病，要求医生给他做了很多检查，直到他最终接受没有这一病症的事实。随后这个患者开始服用选择性 5- 羟色胺再摄取抑制剂，并接受个体治疗和夫妻治疗。几周之后，他开始好转。

外行甚至包括一些医护人员经常会说这个人或那个人是"疑病症患者"。在使用这个词的时候需要更加慎重。疑病症是患者满腹心思都在担心自己会被传染某种很严重的疾病，或坚信自己得了某种很严重的病。这是因为患者对症状存在误解，而且可能还伴有精神状况的疾病，如抑郁和焦虑。患者想要扮演"患者角色"，作为逃避的一种方式，医生可以通过病史和检查来进行诊断。当这种症状持续时间大于等于 6 个月，而且不能归因于抑郁或其他心理障碍时，就可以确诊。

可以把这种症状理解成患者有对他人攻击和敌对的愿望，然后将这种愿望转向自己身体，表现为身体的不适。疑病症经常作为一种防御来对抗内疚感。治疗方法包括给患者定期安排身体检查，并提供相关症状的专业资料。需要的时候能得到精神科的干预治疗是非常重要的，尽管这类患者相当排斥这种方式。为了能改变、重组患者的疑病症信念，短程的个体认知行为干预似乎对疑病症症状有显著的、长期的积极效果。

躯体变形障碍

躯体变形障碍是一种严重的疾病，患者通常被皮肤、头发或鼻子上的一些小的或想象出来的身体缺陷所困扰。男性患者更可能同时存在物质滥用问题（50%），女性患者更可能同时伴有焦虑和惊恐。

案例：一个英俊男生眼中丑陋的自己

一个20岁的男生，长相帅气，正读大学四年级。他前来就诊是因为脸上有伤口感染了，需要静脉注射抗生素。据了解，他在几个月前觉得自己脸上的痤疮非常难看，认为人们都在背后议论、嘲笑他，虽然他脸上的痤疮实际上是非常小的。他为此感觉非常难堪，于是大部分时间都待在自己的房间里，不进行社交，也不参加任何课外的活动。他几乎整天都在想自己脸上的疙瘩，基本上无法专心于学业。于是他就把那些小疙瘩都挑破，最后却导致了感染，不得不静脉注射抗生素治疗。在进行精神科评估时，会诊医生发现他对于毕业后的去向非常焦虑，并一直为此消沉抑郁。他还有典型的抑郁症状。医生给他开了SSRI，同时辅以认知行为疗法进行治疗，约16周之后，他的情况有了好转。

在过去几年里，见到了一些身体变形障碍的患者，他

们都是在要求做整形手术之后被整形外科医生转诊到精神科。最常见的手术是鼻子整形。其中一些患者的鼻子和外表看起来还非常好看。这种情况多数发生在女性身上，但男性也有。最近，发现一些十几岁或二十出头的男生，他们满腹心思都在自己的腹肌上，他们觉得自己的腹肌比一般水平要差，但事实恰恰相反。还被要求给一些年轻男性会诊，他们会使用类固醇让自己变得更好看，其中的一些人就是属于这一诊断类别。躯体变形障碍，有时也被称为畸形恐惧症，一种患者对想象中的缺陷或外表上微小缺陷的夸大扭曲的关注。这种疾病共病率高，伴有重度抑郁（90%）、焦虑障碍（70%）和精神病性障碍（30%）。患者会将性冲突或情绪冲突转移到不相关的身体部分上。治疗合并的精神疾病是非常必要的。精神类药物治疗，尤其是 SSRIs，配合个体心理治疗（患者和医生之间存在一种良好的治疗关系）是一种治疗方法。含有行为疗法的治疗档案常与 SSRI 药物治疗联合使用。

躯体形式疼痛障碍

对于这种特殊的疾病，疼痛症状是"临床关注的主要焦点"，非精神科的医学疾病或神经系统疾病均不能解释这种疼痛。但这并不意味着就没有生理上的原因。根据《精神疾病诊断与统计手册》（第 4 版），疼痛可以只与心理因素有关，也可能与心理因素及某种普通的生理疾病都有关。可以解释的相关心理因素有：患者知道自己做了错事想要赎罪，或因为内疚想要补偿，抑或是被压抑的攻击性。该疾病的治疗方法包括药物治疗、认知行为疗法、个体心理咨询和疼痛治疗。

非特异性的躯体形式障碍

非特异性的躯体形式障碍包括未分化躯体形式障碍（即存在至少持续 6 个月的无法解释的身体症状）和躯体形式障碍，未特指的（这是一个剩余分类）。

做作性障碍

《精神疾病诊断与统计手册》（第 4 版）将做作性障碍与躯体形式障碍做了不同的划分归类[16]。做作性障碍是指由患者诱导或伪造的一个或多个症状。该行为的动机通常是患者想要扮演"患者的角色"，并不存在明显的外部刺激导致患者出现这种行为。

案例：令人费解的无法愈合的伤口

整形外科提出了精神科会诊的请求，对象是一位 38 岁的女护士。该患者曾在皮肤科工作多年，因为她的左手手背有一处无法愈合的溃疡病灶而被送进医院。她有发热症状，在门诊部接受了抗生素治疗，但并没有效果。这已经是她第三次因为这个伤口住院了。延长了住院时间并静脉注射了抗生素后，这个伤口就能愈合，但一出院回家，不久伤口就又会复发。微生物培养检查并没有发现任何异常微生物，医学检查也找不到可能的病因。精神科医生会诊把精力主要放在与患者建立良好的关系，以及鼓励患者谈谈对这个伤口的忧虑。在会诊医生第 3 次见这个患者时，她提到她家附近有建筑工程在施工，她认为伤口是这个工

---

⑯ DSM-5 将两者归到了一类。

程带来的螨虫导致的。她声称自己甚至从伤口中挤出过螨虫，并且在她工作的皮肤科医生的办公室里用显微镜看到了这些螨虫。她说服了一位资历较浅的住院医生用实验室的显微镜下看看是否有螨虫。几位医生会诊最后的结论是并不存在螨虫侵染伤口的情况。这位住院医生于是决定暗中观察患者，发现她用一个没有消过毒的手术刀刮她的伤口，并用未清洗的手指揉搓伤口。虽然之前她并没有出现过精神疾病症状，但在被人发现是她自己感染了伤口之后，便出现了精神病性症状。她有出现妄想，而且全身心地关注宗教，会进行一些宗教仪式以驱赶"恶魔"，因为她相信正是它们导致了这个伤口。用了氟哌啶醇之后，她的精神病性症状有所改善。安排出院后，超过 6 个月她的伤口都没有复发，这还是头一次。但在此之后就与她失去了联系，无法跟进。

做作性障碍有两种类型：一种是表现出心理症状，另一种则表现出身体症状。会诊精神科医生通常遇到的是第二种。做作性障碍也被称为孟乔森综合征、幻想性谎语癖、医院旅行症[⑰]，可能是因为这类患者通常有非常详细复杂的病史，他们会被很多不同的医院收治。临床表现上有一些特征，可以提示会诊精神科医生做作性障碍的可能性：

- 很多手术瘢痕，通常是在腹部（俗称"铁道腹"）；
- 含糊其词，好辩论；
- 非常丰富且充满戏剧性的个人经历和病史；
- 曾多次住院、多次遇到医疗事故、多次要求医疗赔

---

⑰ 医院旅行症指患者辗转多家医院、多个科室求医就诊。

偿；

·可能从事医疗健康行业，或与从事医疗健康行业的人相关。

患者可以通过多种方式制造出做作性障碍的症状：

1. 完全虚构：例如，一个 43 岁的女性，她总说感到剧烈的腹痛，但实际上并没有。

2. 夸大其词：例如，一个 30 岁的男性，他只是有轻微头痛，但表现出头痛欲裂的样子，以致他都想剖开自己的头。

3. 模仿疾病：例如，一个 60 岁的男性，他把手指戳破，然后把血滴到尿液中，让别人以为自己尿血，这样就可以接受身体检查。

4. 自己引起的疾病：例如，一个 55 岁的女性，她把自己的尿液注入静脉，然后引发了败血症。

5. 代理型：故意使被照顾者（通常是儿童）假装产生身体或心理症状。这样做的动机是通过他人来体验患者或照顾者的角色。

应对这类患者是一门艺术。因为一旦与其对质，他们通常会被激怒，也不遵从医嘱了。另外，给这类患者贴上"做作性"的标签也是有问题的，因为在医学领域的同事们可能就不会尝试着去找某些症状的生理原因了。这必然会导致漏诊，患者实际上很可能是患有某种严重的身体疾病的。

为应对这类患者，首先应排除精神疾病共病的可能性，如果有，要加以治疗。重要的是，要给患者强调对症状的解释，并安排定期的简短复诊治疗。需要尽可能减少复方用药和多种昂贵的诊断检查，除非真的有迹象显示有这种需要。有必要仔细查看患者的病史，尤其是已经做过的检查，避免重复。虽然这类患者是做作性障碍，但他们也享有做身体检查的权利，至少一次良好的身体检查。最终，有需要时应提供具体的治疗。请记住，那些看起来像是做作性的症状，可能会掩盖真实疾病的存在。

诈病症

诈病症是患者有意虚构自己出现了某些症状或故意夸大自己的某些症状，行为动机是为了外界诱因如获得赔偿、毒品、避免工作、避免服兵役、逃避刑事起诉或影响与他人之间的关系。

案例：一个男子的谎言

一个40岁的男子被警察带到了急诊室，当时警察发现他在一条繁华的大道上一直漫无目的地游荡。据说这个患者不知道自己是谁，也不知道自己在哪儿。他声称自己唯一记得的是当时自己在一条大道上徘徊，试图寻找熟悉的事物。神经系统检查并没有发现任何异常。人们遂把精神科医生请了过来。会诊医生和这个患者的一次面谈中发现他的一些说法前后矛盾。与其对质后，他承认自己其实正在躲避毒贩，他觉得医院是一个安全的地方，能成功地躲开他们。

虽然这类行为在任何诊断类别中均可见，但人们并没有将其看作一种独特的疾病类型。诈病症是患者有意伪造一些症状，目的是获得某继发性收益，通常是物质利益。冬天的时候，在精神科急诊室这种情况非常常见，那个时候无家可归的人会声称自己想自杀，还抑郁，目的是为了

能够住进医院好获得"一日三餐一张床"。精神科会诊的时候，会见到一些患者，他们要求获得伤残抚恤金，声称自己有残疾（其实他们并没有残疾），或者会遇到一些车祸受害者，他们会说自己受了很严重的伤，即便实际情况并非如此。另外，法医群体中也常见这种情况。服刑人员会咽下异物以摆脱他们所在的监管机构，然后得以被安排到法院的精神病房。会诊精神科医生通常需要扮演调查员的角色，在评估患者的过程中试着核查信息。

联络会诊的可能性

1. 在应对这类患者时，要与医务人员密切配合。
2. 在医疗门诊机构开设精神科诊所。
3. 教导临床医生识别可提示的症状。

14 疼痛管理

基本概念

- 管理好疼痛最重要的方法就是适当的评估。这种评估应该是重复性的，而且是系统化的。
- 耐受性和生理依赖性是阿片类药物的药理特性，但这并不一定就意味着会"成瘾"。
- 疼痛管理应针对每个患者个性化地治疗。能够镇痛的药物，并不存在规定的剂量以应对所有的患者。疼痛是主观感受，所以不能推测某患者应该是什么感受。
- 阿片类药物的使用剂量并没有上限，但非阿片类药物则有，如扑热息痛、阿司匹林和非甾体消炎药（NSAID$_s$），如果超过使用剂量的上限，就会导致肝损伤和肾脏损伤。
- 使用佐剂以及采用非药物干预疗法或许可以减少需要加大阿片类止痛药剂量情况的发生，当疼痛还没有得到缓解的时候，要始终考虑到这些方法。这些方法应作为疼痛管理整合方法中的一部分。
- 对于疼痛管理的首要问题是回答以下问题：疼痛是否得到了缓解？患者是否功能正常？药物对患者是否有不良反应？患者是否有异常的吸毒行为？

　　疼痛是住院患者最常见的症状之一。遗憾的是，疼痛还是治疗得最不够的症状之一。疼痛不仅仅是指一种感觉，还涉及人们对它的情绪反应。在 1979 年，国际疼痛研究协会将疼痛定义为：一种令人不快的感觉和情绪体验，与现存的或潜在的组织损伤有关联，或者可以用组织损伤来描述。疼痛始终是一种主观感受。个体通过早期生活中的受伤经历学会了使用"疼痛"这个词。临床上，这就意味着"疼痛是患者所说的他（她）当下的感受"。

对疼痛管理的不足会影响到患者生活的方方面面。因此，精神科医生经常会参与患者疼痛的全面管理，这也并不奇怪。现在很多医院都有疼痛管理团队，尤其是在医院评审联合委员（JCAHO）把疼痛视为"第五生命体征"重视起来以后。理想的情况是，这类团队应该由多学科人员组成。但通常的情况是，这类团队都只包括麻醉师和（或）肿瘤科医生。作为会诊精神科医生，患者会由于抑郁、自杀意愿、行为问题或觅药行为而被转诊。我们发现经常在做完全面的评估以后，患者潜在的问题其实是疼痛管理不足。故而，即便有一个疼痛管理团队，学习了解这个领域的知识，也是很重要的。尽管这一章并没有非常详细地介绍规范化疼痛管理内容，但对于这个很重要的问题，我们试图提供一些工作中可以用到的知识，以协助医生应对这类患者。

规范化疼痛管理的障碍

害怕成瘾

需要服用阿片类止痛药的患者会担心有成瘾的风险，这种担忧在这类药物的使用受限方面发挥了重要作用。成瘾并不等同于身体上的依赖和耐受。生理依赖性（药物的剂量突然减少或停止使用后出现的戒断综合征）与耐受性

（需要加大剂量才能达到原先相同的药效）只是药物本身的药理属性而已。另外，成瘾是一种行为综合征，包括强迫性使用某物质、对某物质的过度关注、持续使用某物质而不顾造成的伤害，以及其他异常的吸毒行为等（表14.1）。

表14.1　异常吸毒行为

售卖处方药	需要更多的毒品
伪造处方	储藏毒品
偷或"借"	未经批准逐渐加大药量
频繁要求重新开处方	未经批准就使用某毒品
注射/口服/外用制剂	外观邋遢
难以集中注意力	
从非医学途径获取毒品	
同时使用非法药物	

（摘自 Portenoy R. Opioid treatment for chronic nonmalignant pain: A review of critical issues. J Pain Manage. 1996; 11(4): 203–217.）

　　害怕成瘾的不仅仅是医生和护士，还有一些患者及其家属。对于那些曾经有过酒精滥用和物质滥用经历并且已经成功戒断好多年的患者更是如此。他们害怕使用这类药物会使好不容易达到的多年戒断状态全部作废。有时候家人会因为害怕成瘾也不同意让自己的孩子、配偶或父母使用药物止痛。研究已经表明，在接受医疗/手术治疗的患者中，由此而成瘾的患者是极其少的，向他们宣教这个事实是很重要的。还有一点很重要是，一旦不再需要进行疼痛管理，应逐渐减少阿片类药物的剂量。这个过程最好是当患者还在医院的时候完成，但很多时候，患者在药量逐渐减少到零之前就已经出院了。如果情况如此，应把患者转诊到门诊，把药量逐渐减少的整个过程中会用到的阿片类药物全都开给患者。尽管转门诊前后开药的医生会不同，但应该确保负责这类患者的医生都能够做到。

案例：一例阿片类药物戒断综合征

一位 43 岁的消防员遭受全身 50% 的二度烧伤，并延长了 3 个月的住院治疗。他曾要求使用过大剂量的麻醉剂，在他伤口的急性期和愈合期，都有效地止住了疼痛。住院后期，医生逐渐减少了麻醉剂剂量。住院期间，会诊的精神科医生提供了定期治疗，帮助他应对明显的焦虑和抑郁，以及因烧伤产生的悲痛情绪，并帮助他适应现状。原本的计划是，他出院后在门诊继续接受治疗。在他出院回家后的第二天晚上，他联系了精神科医生。他说自己极度焦虑不停地发抖，而且还一直冒冷汗。他觉得自己是惊恐发作了，无法忍受，感觉相当绝望，而且还会有自杀的想法在脑海中一闪而过。会诊医生最后断定，该患者在出院时正处于逐渐减少扑热息痛药量的过程，但整个过程还没有完成，医生只是给他额外开了少量的加强型扑热息痛用以止痛。该患者虽然已经不感觉痛了，但似乎出现了阿片类药物的戒断综合征。会诊医生让患者服用一些口服麻醉剂，缓解他所有的症状。在接下来的一周里，逐渐减少麻醉剂的药量，患者在治疗的结束阶段，再没有出现停药戒断的症状。

对疼痛管理的认识不足

导致人们对疼痛治疗不足的另一个原因是对疼痛管理的认识不足。医生在医学院和住院实习期间，都没有对疼痛管理给予足够的重视，希望随着关注点的转移，这种情况可以发生改变。健康护理人员缺乏疼痛评估技术，这也是一个不足之处。疼痛，作为一个动态过程，需要持续不断地重复评估，这很重要（表 14.2）。反复评估，尤其是在治疗前后，非常重要。有几个工具可以用来评估疼痛。最实用的就是数字评定量表，要求患者从 1 到 10 给疼痛评级。会根据疼痛的严重程度和病因，用图表做记录和对药物进行滴定（图 14.1）。对相关药物的药理学知识和疼痛管理的治疗方法的缺乏，都是疼痛没有得到良好控制的常见原因。

表 14.2　疼痛管理的 ABCs 法则

问（Ask）：定期询问疼痛情况，有系统地评估疼痛

信（Believe）：相信患者所说的自己的疼痛情况

选（Choose）：选择合适的止痛方法

供（Deliver）：及时、有逻辑性地、相互配合地提供干预

授（Empower）：给予患者及其家人一定的权利，可以使他们最大限度地控制治疗

（摘自 Project Network, Memorial Sloan-Kettering Cancer Center, 转载已获得许可）

案例：一个错误的换药决定

一位 45 岁的肥胖女性患者，因肝脏中的一个肿块导致了多种并发症，所以做了腹内手术。患者在术后使用了呼吸机，还接受了静脉注射吗啡（每天总药量达约 260 mg，持续了差不多两个星期）。她的病情逐渐好转，被转到普通病房。一天后，这个患者开始变得焦虑不安。她非常焦躁，无法安静下来，而且很好斗，还一直坚持要出院，另外还出现了视幻觉。精神科会诊医生查阅了患者的病例，并注

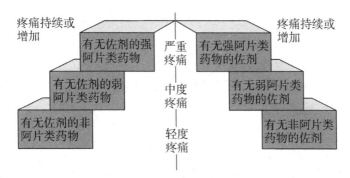

疼痛持续或增加　有无佐剂的强阿片类药物　严重疼痛　有无强阿片类药物的佐剂　疼痛持续或增加

有无佐剂的弱阿片类药物　中度疼痛　有无弱阿片类药物的佐剂

有无佐剂的非阿片类药物　轻度疼痛　有无非阿片类药物的佐剂

图 14.1　修订后的阶梯止痛疗法

（摘自 Project Network, Memorial Sloan-Kettering Cancer Center, 转载已获得许可）

意到患者从外科重症监护室转到普通病房的那天起，就没有再静脉注射吗啡，而开始服用羟考酮和扑热息痛。会诊医生遂建议重新让患者使用吗啡，口服药量换算成与之前相等的剂量，之后逐渐减少药量。患者在重新服用吗啡之后开始有好转。

上面这个案例说明了一个常见问题：把非胃肠道给药换成口服用药，或把某种止痛药换成另一种，常常会有一些不适当的更换（表 14.3）。就像前文讨论过的，另一个常见错误是药物的使用剂量不充分。在一些情况下，药物剂量的间隔不符合药物的新陈代谢，如 5 mg 的羟考酮和 325 mg 的扑热息痛联合治疗，每 8 个小时服用一次，这时药效只持续约 4 个小时。医生经常根据患者的需要让其服药，而不是基于一整天的时长。当患者真正服药的时候，其实疼痛等级已经更高了。如果出现这样的情况，是需要支持帮助患者的。另外，如果是基于患者的需要给药，药

物就不会一直有治疗作用。有时，若药物水平过高，会导致更多的不良反应或毒性作用；有时因药物水平过低，又会导致剧痛复发。很多精神科医生好像都忘记了一个很重要的问题，那就是使用佐剂（如抗惊厥药、抗抑郁药及其他）以及非药物疗法（针灸、生物反馈、催眠、经皮电神经刺激和认知行为疗法）的重要性。从整体疼痛管理的角度来看，这些方法能帮助减少用于止痛的阿片类药物的剂量。作为一名会诊精神科医生，需要熟悉各种不同的方法。

害怕呼吸抑制和阿片类止痛药其他可能的不良反应也会妨碍适当的疼痛管理。研究已经表明，呼吸抑制，尽管它可能是阿片类药物的一种不良反应，但这种情况其实是非常少见的。患者还会对阿片类药物的镇静作用及认知作用产生耐受性。便秘是麻醉止痛药最常见的不良反应，所以有必要让患者服用阿片类药物的同时也服用大便软化剂或泻药。早期就识别出这些不良反应并积极治疗，关心患者，这些都不能剥夺患者所需的规范化疼痛管理（表14.4）。

表 14.3 等效剂量转换（成年人）

等效剂量换算表格实用指南：

• 等剂量是指疼痛程度大约相同；

• 等剂量表格是一个参考，药物剂量和药物间隔需要根据每个患者的反应而定；

• 当需要更换药物或需要更换给药方式的时候，等剂量表格非常有用；

• 患者使用阿片类药物时间越长，在使用新的阿片类药物时，起始剂量就应更应该保守。

药物	不经肠道（IM/IV）	口服（PO）	建议起始剂量（患者 >50 kg）		起效（min）	峰值（min）	时长（hr）
			口服	不经肠道			
可待因 also in combination with ASA (aspirin, acetaminophen)	120~130 mg (IM)	200 mg	60 mg q 3~4 hr	60 mg q 4 hr (IM)	10 (IV), 10~20 (IM), 30 (PO)	30~60 (IM), 60~90 (PO)	3~4 (IM, PO)
芬太尼（Duragesic, Actiq）	0.1~0.2 mg (IM)	25 μg/hr (TD)	不适用	不适用	1~5 (IV), 7~15 (IM), 5 (OT), 12~16 (TD)	3~5 (IV), 20 (IM), (OT), 24(TD)	0.5~4 (IV, IM), 10~15 (OT), 48~72 (TD)
二氢可待因酮（vicodin also in Hycodan and vicoprofen）	不适用	30 mg	10 mg q 3~4 hr	不适用	30~60 (PO)	60~90 (PO)	4~6 (PO)

续表

药物	不经肠道 (IM/IV)	口服 (PO)	建议起始剂量（患者 >50 kg）		起效 (min)	峰值 (min)	时长 (hr)
			口服	不经肠道			
二氢吗啡酮 (Dilaudid)	1.5 mg	7.5 mg	6 mg q 3~4 hr	1.5 mg q 3~4 hr	5 (IV), 10~20 (IM), 15~30 (PO, PR)	10~20 (IV), 30~90 (IM, PO, PR)	3~4 (IV, IM, PO, PR)
左啡诺 (Levo-Dromoran)	2 mg	4 mg	4 mg q 6~8 hr	2 mg q 6~8 hr	10 (IV), 10-20 (IM), 30~60 (PO)	15~30 (IV), 60~90 (IM, PO)	4~6 (IV, IM, PO)
哌替啶 (Demerol)	100 mg	300 mg	不建议	100 mg q 3 hr	5~10 (IV), 10~20 (IM), 30~60 (PO)	10~15 (IV), 15~30 (IM), 60~90 (PO)	2~4 (IV, IM, PO)
美沙酮 (Dolophine, Methadose)	10 mg	20 mg	20 mg q 6~8 hr	10 mg q 6~8 hr	10 (IV), 10~20 (IM), 30~60(PO)	60~120 (IM, PO), 10 (SL)	4~8 (IV, IM, PO)
吗啡 (MS Contin, MSIR, Roxanol, Oramorph)	10 mg	30 mg ATC 60 mg/次	30 mg q 3~4 hr	10 mg q 3~4 hr	5~10 (IV), 10~20 (IM), 30~60 (PO, PR)	15~30 (IV), 30~60 (IM), 60~90 (PO, PR)	3~4 (IV, IM), 3~6 (PO), 4~5 (PR)

续表

药物	不经肠道 （IM/IV）	口服 （PO）	建议起始剂量 （患者 >50 kg ）		起效 （min）	峰值 （min）	时长 （hr）
			口服	不经肠道			
羟考酮	否	20~30 mg	10 mg q 3~4 hr	不适用	30~60（PO,PR）	60~90（PO），30~60（PR）	3~4（PO），3~6（PR）
羟吗啡酮（Numorphan）	1 mg	10 mg（PR）	不适用	1 mg q 3~4 hr	5~10（IV），10~20（IM），15~30（PR）	15~30（IV），30~90（IM），120（PR）	3~4（IV），3~6（IM, PR）
丙 氧 芬（Darvon，Darvocet）	不适用	130 mg	不适用	不适用	30~60（PO）	60~90（PO）	4~6（PO）

IM，肌肉注射；IV，静脉注射；PO，空腹；OT，透皮贴剂；NF，非处方；TD，透皮吸收；N/A，不适用；PR，直肠给药；SL，舌下含服；ATC，全天候；SC，皮下注射；SC = IM.

摘自：Courtesy of the Pain Committee, Westchester Medical Center, Valhalla, NY; McCaffery M. Pasero C, Pain: Clinical Manual. Mosby: 1999:241, AHCPR Guidelines – Acute Pain Management 1992. Drug Facts and Comparisons Jan 2000 8/00.

表 14.4　阿片类药物的不良反应

便秘

恶心 / 呕吐

镇静作用

认知、情绪和知觉发生改变

口干

瘙痒

尿潴留

肌阵挛

呼吸抑制

止痛上的用药不足

与工作人员有关的因素

必须认识到，许多医生和护士，尽管他们本意是好的，也非常关心患者，但他们在止痛上用药不足。他们给患者传递了这样一种信息，即他们应该"在要求再次使用一次止痛药之前尽量坚持"。他们在不经意间让很多患者因在住院期间使用了麻醉剂而萌生出内疚情结。患者常常觉得，努力不要求使用止痛药是一件正确的事（一些男性或许还会把这种行为等同于自己"很有男子气概"）。通常这是基于患者与工作人员一个共同的错误认知之上的，即他们认为患者可能会对止痛药上瘾。正如前面提到的，事实并非如此。需要的时候可以大力鼓励患者，让他们提出使用止痛药的要求，就会给患者带来很大的帮助。

应鼓励医生按 24 小时安排止痛药的用药，而不是根据患者的需要给药，尤其是在急性期。除非有明确的禁忌证，否则也需要鼓励护士根据患者的需要给药，以及给患者续药（不要拖延或劝阻患者用止痛药）。当各种肢体有了损伤，住院初期要常鼓励患肢的运动，以防止挛缩和功能恢复不佳。根据我们的观察，在住院治疗早期如果止痛药用药不足，将会阻碍适当的运动，还会导致负面后果。其实可以直接将这些信息传达给患者，这样他们或许就能开口提出得到足够的止痛治疗的要求。

对于使用了长效麻醉剂的患者，尤其是那些在手术中或在重症监护室的患者，他们可能很难表达出自己感觉到痛。当患者有插管的时候，类似的情形也会发生，这类患者也无法交流。对于前一种情况，患者可能可以通过眨眼来回答"是"或"否"。对于后一种情况，患者或许有能力写一些词或数字，或者有能力指出板子上的词或数字。会诊精神科医生可以成为与这类患者建立交流的那个人，并传达患者的疼痛没有得到控制这一事实。另一种判定患者可能正在饱受疼痛的方法是注意患者是否出现以下这些情况：易激惹、坐立不安、出汗、过度换气、心动过速和高血压，所有这些都可能是伴随着疼痛产生的焦虑迹象。

已故的 Samuel Perry，曾是一位在纽约康奈尔烧伤中心工作的会诊精神科医生，他从心理动力学的角度解释为什么经常对患者的疼痛用药不足。他认为是无意识机制阻碍了医生使用更多剂量的止痛药。他认为患者的疼痛有两个重要的作用：其一，疼痛可以使患者成为一个界限清晰的独立的个体，与医生是分离的；其二，疼痛可以帮助医生确认"对象"还活着这一信息。一个烧伤毁容的患者如果是免受疼痛的，可能会被人们认为"这个患者的生命正在逐渐流失"或"这个患者已经活在死亡的阴影中了"。他建议，作为一名会诊精神科医生，可以使用一些技术来应对这些问题。可以指出医护人员和患者之间的不同。也可以通过给医护人员提及一些患者与生活中遇到的一些难事，以帮助医护人员把其视为一个明确的独立个体，如青春期孩子、刚买了新房的白领、担忧即将去世的祖母的青年等。还可以给医护人员描述一些患者其他方面的事情，而不是使其活着的痛苦，如患者的情绪、幻想、胃口和想要活动的愿望。

与患者有关的因素

患者也会由于各种原因减少汇报自己的疼痛情况，这并不稀奇。原因可能包括患者想要取悦医护人员，不想当一个"令人讨厌的家伙"，以及患者想要让医生更多地关注如何治疗自己的疾病而非疼痛。另外还有一些文化、人格因素也会影响患者的表现。例如，一些患者似乎在面对剧痛时也倾向于忍着不说出口，而另一些患者可能受了一点小伤就会表现得歇斯底里。

与医疗体系有关的因素

这类因素包括阿片类止痛药的可得性受到限制这一事实。很多药房并没有储存大量的阿片类药物。再者，并不是每一个诊所都会有专门的疼痛门诊。最后，疼痛管理价格不菲，一些保险计划可能并不会理赔最新治疗技术的费用。所以，保险范围与自掏腰包可能根本没有可比性。作为一名会诊精神科医生，更应该提倡良好的伦理关怀，而不是接受当下的这种现状。

疼痛相关的心理因素

饱受疼痛的患者会变得非常焦虑，也易于产生依赖心理和无助感。若发生严重受伤，往往会导致患者产生无意识的死亡恐惧，这可能与深层的分离焦虑有关。在这些情境下，患者有心理退化的倾向。抑郁情绪也常常会与焦虑情绪交织在一起。另外，患者还会出现睡眠障碍。

这些因素都会加重患者的疼痛感，可以缓解这些因素的任何干预都能减少患者所承受的痛苦。与家人或朋友交流经常会有所帮助。我们也确实注意到，当患者家属来医院看望患者时，患者对止痛药的需求通常就会降低。我们还发现，如果患者相信自己已经得到了主治医师、护士或会诊精神科医生的支持，他们在疼痛控制方面很可能会表现得更好。患者需要知道医护人员是关心他们的，还需要知道医护人员正在尽全力减轻他们正承受的折磨。人们可以使用多种技术进行疼痛方面的交流，如有序疼痛量表、基于心理因素的量表和视觉模拟量表。我们坚信，即便这些方法在某些特定的情景中可能会有用，但都比不过有一个关心患者的医生或护士和其聊天这种更好的体验了。

疼痛的药理管理

下文对用来管理疼痛的三类主要药物进行了讨论。充足的疼痛管理需要使用一种或多种不同类别的药物。根据经验，如果使用不同类别药物联合用药，就不需要使用更高剂量的阿片类药物。

非阿片类止痛药

阿司匹林和扑热息痛是非阿片类药物的常见例子，还包括所有种类的非甾体类抗炎药以及新型环氧化酶-2（COX-2）抑制剂。这些药是控制轻微到中度疼痛的一线药物。存在很多不同类型的非甾体类抗炎药，用药剂量会有所不同，而且剂量使用应该因人而异。布洛芬是更常用到的非甾体类抗炎药中的一种，它有非处方剂量和处方剂量两种。阿司匹林、扑热息痛和非甾体类抗炎药是有剂量依赖性和天花板效应的。一些医生不愿开阿片类的药物，所以就开过量的这类药，这种情况并不罕见。然而，需注意的是，高剂量的扑热息痛对肝脏是有毒的，还可能导致肝功能衰竭和死亡。长期摄入高剂量的非甾体类抗炎药（如布洛芬）会导致肾衰竭。胃肠道毒副反应也是阿司匹林、扑热息痛和非甾体类抗炎药导致。环氧化酶-2抑制剂（如塞来昔布和罗非昔布）是更为安全的替代药，但这类药对肾脏是有毒的。对于不熟悉这些毒反应的人，以及更关注非阿片类药物非成瘾性的人，向他们宣教一些正确的知识，也是会诊工作的一部分。

阿片类止痛药

阿片类药物通常分为"强效药效"和"弱效药效"两类。可以通过多种方式给药：口服、不经肠道及透皮给药。多数弱药效阿片类药物，通常会与阿司匹林或扑热息痛联合生产。例如，扑热息痛和可待因、羟考酮和扑热息痛、丙氧芬和扑热息痛等。一些医生倾向于开过量的这类复方药，以代替开更强药效的阿片类药物。遗憾的是他们没有意识到，非甾体类抗炎药的使用剂量是有上限效应的，一旦超过最上限会比接受适当治疗的方式导致更多的问题，甚至无法缓解疼痛。还有一个需要记住的重要警告，即辨别、确认阿片类药物的不良反应，并积极地进行治疗。

佐剂

佐剂是有其他主要适应证的一类药物，不过人们发现，佐剂在疼痛管理方面很有用。实际上，人们会单独使用佐剂来治疗特定类型的疼痛。佐剂包括抗抑郁药、抗惊厥药、皮质类固醇、α-肾上腺素受体激动剂。

抗抑郁药

很多研究都已经证实了三环类抗抑郁药在治疗慢性疼痛上的疗效。研究最多的是阿米替林，不过其他药物，如丙咪嗪、多虑平、氯米帕明、地昔帕明也一直都在使用。关于选择性5-羟色胺再摄取抑制剂还没有被研究，迄今为止的研究已经取得了不同的结果。患者对帕罗西汀和西酞普兰有着良好的反应，但还需要更多的研究来支持。需要特别注意三环类抗抑郁药的抗胆碱不良反应，尤其是对那些有心脏问题、青光眼或头部损伤等的患者。当使用这类药止痛时，一般只需要低剂量的抗抑郁药，然后逐渐加量直至有了止痛效果。三环类抗抑郁药已被证明对神经性疼痛特别有效，尤其是伴随有烧灼、麻木或刺痛的感觉。

抗惊厥药

抗惊厥药已被广泛用于治疗神经性疼痛，包括闪痛、锐痛、刺痛或阵痛。加巴喷丁是使用最广泛的抗惊厥药，使用剂量从 300 mg 到 3 600 mg 不等。其他一些抗惊厥药，如丙戊酸钠、卡马西平、苯妥英、氯硝西泮、拉莫三嗪也都一直在使用。使用这些药的时候需要监测药物的不良反应。新型抗惊厥药，如托吡酯和噻加宾，目前尚未被广泛用于疼痛管理或相关研究。

其他各种佐剂

虽然抗抑郁药和抗惊厥药是人们最常用的佐剂，但还有其他一些佐剂人们也会用到，包括皮质类固醇，α-肾上腺素受体激动剂如可乐宁、美西律（一种抗心律失常药物），以及巴氯芬（γ 氨基丁酸激动剂）、肌肉松弛剂、抗组胺剂、局部麻醉剂（如辣椒素）等。

侵入性治疗

通常情况下，当所有保守性的治疗手段都用过且都没有效时，就需要考虑侵入性治疗，包括从脊椎内把阿片类药物注射到硬膜外腔或蛛网膜下腔。这种给药途径可以放大镇痛效果，从而可以使用较少剂量的阿片类药物。其他的侵入性治疗包括暂时神经阻滞、痛点注射和神经破坏性阻滞。有时也会使用手术治疗，包括交感神经切除术、神经根切断术、脊髓后柱刺激丘脑刺激，甚至是额叶切开术。这些治疗在很大程度上已被更保守的麻醉技术取代。

非药物治疗疼痛管理

规范化疼痛管理是涉及治疗一个人的整体。疼痛会影响患者生活的方方面面，所以有必要使用不同的技术来管理疼痛而不应该只限于药物止痛。长期以来，人们一直认为非药物治疗技术可以显著提高药物的镇痛效果。不过必须强调的是，单独使用它们通常是无效的。这些技术包括行为疗法（如催眠和生物反馈）、渐进性肌肉放松技术、针灸和认知行为技术（如分心训练、认知重组、心理意象和物理治疗）。

联络会诊的可能性

1. 加入多学科疼痛管理小组。

2. 与护理人员、住院医生合作，教给他们如何应对物质滥用患者的止痛问题。

3. 与疼痛诊所合作，开展疼痛支持小组。

4. 与治疗疼痛患者的医生密切合作，每天见一见这些医生的患者。

15 能力评定

基本概念

· "能力"是一个法律术语（"de jure"），是由法院系统决定；而"决策能力"是一个临床术语（"de facto"），是临床医生使用的一个词。这种评估应该是重复性的，而且是系统化的。

· 能力评定会随患者病情变化而变化，也会随所提出的治疗方法变化而变化。

· 理性的人也会做出貌似"不理性"的决定。

· 精神科医生所起的作用是评估患者是否存在精神疾病和／或认知损害，因为患者是否有能力参与决定与其自身有关的护理，会受到这两种情形的干扰。

· 知情同意是基于患者的这两个能力：患者有能力理解自己的医治状况，并且有能力参与与该医治护理有关的决定。

精神科医生常常会被找去评估一些不遵照医嘱的患者，他们会拒绝接受治疗或想要出院。尤其是当治疗团队觉得患者没有在做一个理性的决定时，更会如此。对于多数情况，这种情形意味着患者没有在做有利于治疗的事情。还有其他一些常见的会诊请求，包括对有精神疾病的新妈妈的能力评估，如将来谁来照顾新生儿，还有对一些拒绝出院患者的。

通常的情况是，经过恰当的评估发现患者的决策能力并没有受损，而问题在于患者与医护人员之间的沟通。这可能与双方都想掌控局面从而相互较劲儿有关。这时会诊精神科医生就起作用了。能力评估并非仅限于会诊精神科医生，任何主治医师均可以记录某个患者是否有决策能力。显然，对于昏迷、重度智力迟缓、谵妄或极度兴奋状态中的患者，不在讨论范围之内。只有当精神状态有一些问题时，才需要正式的精神科评估。

在这类情景中，需要去评估的是患者的决策能力（de facto competency），这要区别于法律意义的决策能力（de jure competency），后者是由法院决定的（虽然也是基于精神科评估之上的）。评定患者的能力这一过程中充满着很多模糊性、矛盾心理以及许多其他心理社会因素，这些因素都会对患者的决策能力造成很大的影响。一旦患者被视为有能力做决策，他（她）就可以参与知情同意。

知情同意

知情同意原则对评定患者的能力至关重要。如果患者已经获知做出合理决定的相关必要信息，那么他们就有权决定可以在自己的身体上做（或不能做）什么治疗。医生还需要告知患者与他们病情有关的所有信息，通常包括诊断、治疗、后果、可供替代的选项及预后。如果准确地将这些信息传达给了患者，而且患者也自愿做决定，同时没有精神疾病干扰其决策过程，那么患者就有能力做决定。

当然，对于知情同意所需的这些要求也有例外，包括以下情况：关系到患者生死的紧急情况，患者明显心智能力缺失或在法律上被评定为无行为能力的情况，患者放弃自己知情同意的权利的情况，以及在放弃治疗的情况下医生判断告知患者后会弊大于利。

能力的变化

能力评定总是要针对特定的案例，且是在特定时间的评估结果。评估的问题应围绕患者当时要做的具体的决定而展开。因此，询问提出会诊请求的人，对患者的能力进行评估的目的是为何，这一点很重要。原因在于某个患者可能有能力做某些决定，但不能做其他决定。另一个原因是，在住院期间患者的能力有可能会发生变化，甚至有可能在短短几个小时之后发生变化。会诊服务中，经常在早上才刚见过患者，可几个小时之后其精神状态就会发生 180 度的大转变！

能力评定

在评定患者的能力时，其实并没有普遍的规律可循。不过，仍会有一些标准被广泛视为这方面的指南。专家们也曾提出了一些类似的标准，总结如下：

· 患者是否有能力表达某种选择的想法？患者是否有能力做出回应？患者是否有思维障碍？患者的记忆是否有问题？患者是否有能力解释自己所做的选择？患者是否存在矛盾心理或犹豫不决？

· 患者是否有能力理解所得到的信息？患者是否有能力复述这些信息？患者是否处于警戒状态？患者的注意力、智力和记忆是否有缺陷？患者是否有认清现状？

· 患者是否有能力理解自己的病情及其后果？患者是否能够解释说明自己的疾病、治疗的必要性，以及预后情况？患者是否存在病理性否认或存在妄想，来干扰其对当下处境的认识?

· 患者是否有能力进行推理和思考?

· 患者是否有能力以理性的方式得出一个与其自身价值观一致的结论? 患者是否有以下状况: 精神疾病、痴呆、谵妄、抑郁、极度愤怒或极度兴奋?

　　根据上述这些标准, 我们会评估患者是否存在任何有影响的精神障碍或精神疾病。请记住, 精神分裂症患者依然会有能力做某些特定的医疗相关决定。思路的本质是判断患者的精神疾病(无论是谵妄、痴呆、抑郁、精神分裂症还是其他的精神病)是否会影响患者对特定情境的判断。

　　然后再将注意力转移到患者要做的决定上。从血液检查至器官移植, 决定的重要性各不相同。所要做的决定是否关乎生死还是几乎不会对患者构成影响? 对于患者来说风险有多大, 益处又有多大?

　　Drane 建议采用在医学领域的 "Sliding Scale", 为患者的能力评估工作提供指导。在本书附录中有提到相关的网址可以查看。

· 对于简单有效且没危险, 同时对患者有益的治疗, 只要患者知道自己的身体状况后提供知情同意, 这个能力的要求就是最低限度的了。

　　案例: 没有知情同意的手术

　　一位 57 岁的酗酒男性, 在跌倒后出现了硬脑膜下出血, 被送到了医院接受治疗。他当时神志不清, 也没有能力进行长时间的交流。尽管在入院前, 他是知道自己摔倒, 还求助被送来急诊救治。但能力评估表明这个患者在入院后是没有决策能力的。于是在没有得到他书面同意的情况下,医生做了手术来清除血肿。

· 对于诊断可疑，是慢性病情，或建议的治疗有危险且并
非有效的不太确定的治疗，对患者的能力就需要中度的
要求。患者应有能力表明理解了自己的医治情况、所提出
的治疗方案，以及会遇到的风险和利益。然后患者参考不
同的结果做出选择。

案例：决定放弃治疗

一位 80 岁的老奶奶，患有转移性乳腺癌，入院接受化
疗。她完成了一个疗程的治疗，但出现了一些并发症。她
开始脱水，而且无法忍受任何口服食物。她拒绝接受肠外
营养，并拒绝接受第 2 个疗程的化疗。由于拒绝治疗我们
不得不给她做能力评估。尽管患者的电解质有异常，但她
十分清醒地了解自己的病情，经评估其实是有能力决定拒
绝治疗。她讲到，"我这一生过得很好。我已经尝试过可
能行得通的治疗。但现在我不想这样生活下去了。"随后
她便出院回家，在家人陪伴下度过余生。

· 对于危险的治疗，自己做出决定的患者必须有能力以批
判性和反思性的眼光理解所做的决定。患者必须有能力
证明自己具备这样的能力，即是经过深思熟虑后做的
决定。

案例：他们有权不救自己 15 岁的女儿

一个 15 岁的女孩在遭遇车祸后被送往急救室。她是一
名耶和华见证人。她多处受伤，且失血过多。她当时已没

有意识，还好她父母几乎和她同一时间赶到了医院。急诊
室的医生们想要给她输血，可她的父母（代替她）拒绝了，
即便他们知道如果不输血就很可能会失去自己的女儿。医
生们很难接受这一说法，想要无视患者父母的决定。没过
多久，患者的叔叔带着一份生前遗嘱赶了过来，患者在遗
嘱中明确表示，她在任何情况下都不接受输血。于是患者
便没有被输血，很快去世了。

正如之前所提到的，在确定患者能力的标准方面确实
没有官方的共识。多数情况下，患者同意或拒绝与所建议
的治疗的风险效益比率是平衡的。当患者同意接受低风险、
高收益的治疗方法时，那么能力测验的标准就是比较低的；
但如果患者拒绝，那么就需要做更高标准的能力测验。每
个案例都是不同的，对于每一位患者，所做的决定只适用
于某个时间点的情景下（即能力评估的那个时间点）。每
个患者都需要随着他（她）的状况的变化，重新进行评估。
如果存在冲突，需要在法院评定患者的行为能力之前就把
问题提出来。

16

心理动力问题和心理治疗在联合会诊中的应用

基本概念

· 哀伤治疗对于多数住院患者来说是一种很重要的治疗方法。

· 患者经常会把愤怒和挫折感指向医护人员。

· 鼓励患者表达出对疾病或损伤的隐秘幻想，并理解其存在的意义。

· 限时心理疗法在内（外）科背景下是一项很有用的技术。

在内（外）科背景下，医生与患者之间的任何互动都有进行心理治疗的可能性。医患关系是一种很有力量的关系，在医院的情景中，这种关系常是一种亲子关系的象征。

患者处于生病状态时，脆弱、依赖他人且想要被照顾。这种状况最极端形式在重症监护室可以见到，那里的患者完全依赖于医护人员。但也有例外，医生在会诊中会见到这类患者，他们完全掌握自己的决定权，在这类情境中，患者和医生之间的互动就是两个明智的成年人在讨论问题，以找出对患者最有利的治疗方案。作为一名联络会诊精神科医生，将有机会评估、帮助提升医患关系。

案例：医患关系的建立

一个38岁的男性患者出现了严重感染，他需要持续两周的静脉注射治疗。他的主治医师非常关心这个患者，为了调整药物及给患者做检查，他见了这个患者很多次，但他并没有向这个患者解释如此治疗的原因，也没有提出门诊治疗的其他可能选项。这个患者也没有问任何问题，但他告诉其他医护人员他非常不开心，想要出院，但这是违反医嘱的。

当护士把患者的这一意图告诉他的主治医师时，他只给患者的一位重要家人打了个电话，并向对方解释了患者接受持续静脉注射治疗的必要性。最后，联络会诊的精神科医生被请了过来，并安排了一个由负责治疗的内科医生及患者共同参与的会谈。

与此形成对比的是，精神科医生在与患者的谈话中，明显地显示出对患者的尊重及对疾病的关心，治疗的内科医生也开始加入与患者的谈话当中，最终使双方建立了一种初始状态下成人与成人之间，明智、信任的互动关系。

现在有很多种心理治疗技术都可以用于内（外）科患者的治疗工作中。在本章，会讲到其中的部分技术，也会给医生一些建议，如哪些技术可能适合于某些特殊情境。

宣泄或疏导法

已经病重到需要住院的患者往往会承受身体和情绪上的双重痛苦。虽说这是大家都知道的事实，但讽刺的是，实际上患者几乎没有这样的机会，以无预定界限的方式去仔细跟别人说自己的疾病或损伤情况。这正是需要医生给予患者帮助的地方。在医生询问患者很多有关诊断的问题之前，请给予患者充足的时间，好让他们能谈谈自己的疾病，并表达出由此带来的恐惧、不确定感、伤心和悲痛等感受。把感受表达出来（学术上称为"宣泄"或"疏导"）本身就有很好的治疗效果，即使缺少医生对患者假设性的解释说明，也没有使用其他心理治疗技术。

哀伤治疗

生理上的疾病或损伤往往会给患者带来一些严重的或有威胁感的丧失。患者可能再也无法像以前那样担当工作者、父母或配偶的角色。丧失有可能是突然发生的，如中风或做了重大的手术；也有可能是渐进性的，如患了缓慢发展的癌症或其他慢性疾病。很多人都会有永生的秘密幻想，但一场大病就将这种幻想摧毁了。请确保用足够的时间帮助患者理解他（她）所遭受的丧失所代表的深层意义。很多时候，事情并非就是他们表面看起来的那样。

案例：事情并非他们表面看起来的那样

一位 26 岁的女艺术家因一场车祸做了外伤截肢手术，优势臂被截肢。在她住院第一周的周末，医护人员们吐露了对这个患者的担心，因为她并没有因再也无法画画而表现出任何悲伤。但在精神科联络会诊的过程中，这个患者说，自己其实在之前就一直想要重新找一份工作，所以她能面对自己再也无法画画的事实。不过，她却被自己的另一个想法折磨着，她想着等哪一天有了小孩，自己却再无法拥抱自己的孩子了。

哀伤治疗是为了解决人们因在哀悼或丧失时产生悲痛感，故需进行内心深处的重新调适。Kubler-Ross 在其关

于死亡与临终的著作中将哀伤分为了五个阶段：否认、讨价还价、愤怒、抑郁和接受。对于内科患者来说，常涉及哀伤的情况有：失去健康、功能丧失、失去能活得更长久的想象。并非每个人都会经历所有阶段，而且这五个阶段也并没有特定的顺序。

在治疗的过程中，为帮助医生对患者更容易进行必要的哀伤治疗，可以使用以下的方法：

承认丧失—— 作为一名精神健康专业人士，可以提出（甚至被期望提出）患者家属及他人一直回避的话题。一旦所遭受的丧失被公开提出，患者通常愿意立刻就此话题进行谈论。可以说一些共情的话，如"对你来说这种丧失一定很痛苦吧"，这类共情的话语经常有助于患者把情绪流露出来。

允许患者痛苦——请抵制住试图让患者从自己的痛苦感受中转移出去的想法。人们可能很自然地认为，应该尝试着给患者指出丧失这件事的"积极"方面，但对于处于悲伤情绪中的人来说，更有帮助的话应该是"我能看到你现在很痛苦，能跟我具体说说这种感受吗？"等患者做了初步的哀伤处理后，可以说一些鼓励性的话，如"随着时间的推移，渐渐地，你的痛苦会变淡，也不会总围绕着你。"这类话在此时很适宜。

让患者知道自己感到痛苦是正常的——因为遭受的不幸实在太大，所以患者会觉得自己有可能失去理智。这个时候可以告诉他们，这些痛苦感受都是正常的，而且随着时间的推移，一切都会过去的，让他们安心。

通过探索患者之前的应对方式给患者信心—— 让患者讲一讲之前他（她）所遭遇过的最困难的事情，以及他（她）

是如何应对并忍受下来的。这样做可以使患者放心，给予患者更多的勇气来应对当前这种毁灭性的打击。但在这个过程中需要特别注意的是，那些之前还没有完全处理好的因丧失带来的痛苦感受，有可能被重新唤起。

在哀伤治疗过程中要密切留意一些危险信号——虽然患者处在悲伤情绪中时食欲和睡眠常常会减少，这不一定就表示患者是重度抑郁，但如果这种症状很严重或者持续了几个月之久，那就可能需要使用治疗抑郁的药物了。患者常会在脑海中产生一闪而过的轻生念头，但如果自杀的想法很活跃，就必须仔细调查、密切注意。我们发现，处于悲伤中的人可能会尝试着增加镇静剂、抗抑郁药或止痛药的剂量，试图进行自我治疗、麻木自己，期望从悲痛中摆脱出来。

家人——医生需要留意，患者的家人可能不理解患者宣泄悲伤的过程和形式。如果有必要的话，可以给患者家属做一些心理教育的工作，讲讲关于丧失、悲伤、哀悼的常见状态。还要意识到，患者的家人本身或许也正处在悲痛中。

关于愤怒的心理治疗途径

在医疗情境中经常会遇到患者发怒的状况。患者有时可能会仅仅因为住院感受到了束缚而发怒；有的时候，患者可能还会因各种原因对医护人员生气，如应受到的治疗被耽误、没有及时回复其来电、感觉对自己的医疗处理不够妥当、觉得医护人员的来访太简略、缺少良好沟通等。通常患者会很小声地表达自己的这种愤怒，因为医护人员是他们非常依赖的人，患者不愿去批评和指责他们。一个简单的询问都会使患者将其隐藏的感情激发出来。这时，医生可以对患者说一些共情的话，如"有时我知道你是如何变得这么生气的"，这种话会让患者感到安慰和支持。通常，医生没有必要把患者的愤怒指向他处，或者试图不让患者流露出此类情绪。不过另一方面，家人和朋友经常会对患者的这些情绪感觉不舒服，他们可能会试着让患者从悲伤的情绪中转移出来。因此，医生与患者的面谈就增加了一个重要的挑战，即医生需要给患者一种"安全区"的感觉，在这里，他（她）可以随意表达自己的愤怒。

有时，患者会愤怒到失控的程度。对于此类情况，患者对哪个家人生气，就会对其表现出极度的敌意。双方之间旧有的冲突就会在没有任何明显缘由的情况下被重新激发出来。患者也可能对医护人员表达敌意。如他（她）可能拒绝吃药和接受治疗、威胁着要出院或违反医嘱。对住院患者来说，不遵守医嘱是其可以利用的、为数不多的无意识行为之一。

当医生在会诊时，若遇到这类情况，第一步要做的应是澄清、纠正一切看起来很简单的问题（虽然问题很少是属于简单的）。鼓励患者把他（她）的感受公开地表达出来。如果情况是急性的，可以考虑使用少量苯二氮䓬类药物。

案例：三例愤怒转移的故事

案例1：一位56岁的男性患者，48小时前，他刚做了心脏直视手术，现在被带到放射科做胸部X光检查。这个患者声称他的医生并没有跟他说过有这一项检查。但关心他的家人仍鼓励患者去做X光检查，让他不要问这么多问题。就在要给他进行X光检查时，医护人员发现应做检查的并非这个患者，他确实没有被安排做胸部 X 光检查。于是这个患者又返回了病房，这时他的饭菜已经凉了。他变得非常愤怒，拒绝吃饭，也不吃药。于是联络会诊的精神科医生被请了过来，这个患者生气的原因和实质也被梳理清楚了：他生工作人员的气，因为他们的安排有误；他生家人的气，因为家人当时不让他抱怨；他还生自己的气，因为当时没有把自己的想法大胆地表达出来。帮助他承认对自己的愤怒也很容易，因为人们在医院一般都不敢大胆地表达自己的想法，因为患者需要依赖医护人员的照护，并且怕得罪他们。会诊医生和患者讨论了他感受的本质，以及他大声说出自己想法的权利，也让患者知道了医护人员也可能会犯更严重的错误。这次的讨论对该患者有非常好的治疗性效果。

案例 2：一位 48 岁的女性患者，最近刚被诊断出卵巢癌复发，正在医院做诊断检查。她姐姐会定期来医院看她。有一天天气非常不好，姐姐就没有来看她。在姐姐第二天来医院时，她因姐姐前一天没来表露出了极大的愤怒，并说"在自己小的时候姐姐就一直用这种方式对待她"。她最后还说住院就是在浪费自己的时间，因为"医生们总是不慌不忙的，而且还要做太多检查"。接着她表达出想要出院的意愿，并反对医生的建议。

案例 3：一个 26 岁的男性患者因电烧伤了手在烧伤科接受治疗，他是一名电工，双手就是他的饭碗。他需要做植皮手术，即从自己的腹部取一片皮肤移植到自己的手上。忍受了 3 周不舒服的姿势后，最后移植手术却失败了，医院安排其重新做一次植皮手术。患者非常生气，充满了挫败感。他认为，这都怪医生和护士们没有给予他恰当的医治与照料。他想要出院，去另一个医院治疗，尽管他知道，现在他住的医院就以这方面出色的专业技术而著称。

还有很多其他情况，我们发现患者把愤怒的矛头指向外部对象。这时，更合适的方法是采用有技巧的治疗策略，并给患者以周到细致的解释。

关于对自身愤怒的解释

为正确地理解患者的愤怒，还需要知道一点，即现实中患者也会生自己的气。他们会对自己在这场疾病或事故中所扮演的角色生气，这个角色可能是真实的，也可能是患者自己想象出来的。他们会对自己产生一种来自内心深处的愤怒，如自己超重、吸烟、不良的饮食习惯、不注重健康检查、事故发生时喝了酒等种种原因。患者也可能因为其他原因而生自己的气，如没有很快地恢复健康、需要使用止痛药或无法忍受检查、医院环境等。他们经常会因为自己的身体没有"做到"这些而生自己的气，对自己感到失望。这些感受通常都是无意识的、自己不能接受的，这也就解释了为什么他们要把愤怒的矛头指向外部对象，如医护人员和家人。

对于这种情况，医生必须决定是否要把愤怒的实质解释给患者听。一般可以这样解释，"虽然你在责怪医生没有把你很快地治好（或家人没有来看你），但我觉得其实你是生自己的气，生气自己生病了（或生气自己遭遇了这场事故）。"但请注意，这种技术有时会使患者突然陷入重度抑郁的状态，因为当患者将愤怒直接指向自己的时候，他会非常痛苦。

　　另一种更为温和的方式是暗示患者，他们的愤怒其实是指向了某个中间的对象。例如，对于患者试图将愤怒转移到医护人员身上时，可以将愤怒的原因往患者的"疾病"或遭遇的"事故"上靠拢，可以这样解释，"虽然看起来你是对家人没有来看你或医生一直让你做各种检查表示出了愤怒，但我觉得，真正让你如此愤怒的原因是你正在与之拼死搏斗的这该死的癌症。"这种间接的，或者说"不太精确"的解释通常可以让患者把愤怒的矛头远离那些试着给予他们支持的人，并把这种愤怒指向让患者真正心痛的根源附近。不过依然要坚持让愤怒的矛头指向外部（疾病或损伤），这样可以使患者的自责心理降到最低。

　　一直会存在这样的一种可能性：医生变成了患者愤怒的对象。要么同上述的作用机制一样，患者把愤怒攻击的对象转换到了医生身上；要么可能是因为医生的解释太接近痛苦的根源，这让患者在某种程度上感到很"受伤"。将这种情况发生的可能性降到最低的方法就是，在和患者建立了积极的关系之前，避免在会诊过程中过早地做解释。积极的关系可能会在与患者首次会诊快结束时建立起来，这个时候患者已感受到了医生的共情、关心的态度。也可以在随后的会诊中与患者建立起这种积极关系。有时医生可能别无选择，在初期只能试着先平息患者的愤怒，但还是应做好准备，去应对患者直接将这种愤怒感受指向医生的情形。

帮助患者明晰对自身疾病或事故的幻想

患者一般都会对自己生病或受伤的原因有一些隐秘的想法。帮助患者探索这些幻想，是医生治疗工作的一部分。建议可以尝试下面的不同方法，如"你知道吗？人们一般都会对自己生病（或受损伤）的原因有一些秘密幻想。通常这些私密的想法与医学事实或明显的外部环境无关，但是它们对个人来讲却是有意义的。你能不能跟我分享一下，为什么自己会处于这样的状况呢？"

通常，患者会表露出内疚感，就像是受到上帝或某种神秘力量的惩罚，或者感觉命运在捉弄自己。一些人会产生这样的幻想，即他们是因过去做过的事而受到了惩罚，如没有做一个乖孩子。这些幻想常常与患者的心理动力的人格结构有关。例如，依赖性抑郁症患者可能有不足感，并且自我价值感很低。

强迫症患者可能没有能力将自己的心力组织起来，集中关注幻想；而一个想得很具体的患者，可能会发现自己很难产生任何幻想。这类信息，常常对医生随后为患者进行的心理治疗工作很有帮助。

"与死神擦肩而过"的治疗价值

任何重大疾病、损伤或任何导致住院治疗的情形，都提醒大多数人想到自己的死亡。在重症监护室的经历，常常被人们形容为"与死神擦肩而过"，人们常用的心理防御在直面死亡时会显得很弱。这会导致患者极度的焦虑，还会导致患者退行，感觉自己很脆弱，像个孩子，希望能有父母一样的人或父母的替代者能关怀、照顾自己。

患者还会倾向于对自己进行一番"估量"。当永生的这种感觉被带走，患者就有一个机会，也是一个动机来对自己进行真诚的评估。这就像是一次"中年危机"。在这样的危机中，人们相信自己只有最后一次机会对自己的生活做一些重大的改变。他（她）会行动起来，如做些事情来改变自己的婚姻关系，或者采取类似这样的行动，如买下自己梦寐以求的跑车或渴望已久的珠宝首饰，或者选择一份新的事业。住院的创伤患者在与死神擦肩而过的修复、完善过程，也可能经历这种"中年危机"。这种情况的发生与患者的年龄无关。患者可能会开始为未来的改变做计划，也常常乐于接受积极的心理治疗。患者在这个时候，可能会更愿意就锻炼、饮食习惯、酗酒、吸毒等生活方式，做一些重大的改变。

医生可以这样问患者："你的病或这场事故如何改变了你的生活呢？"这是一个很好的切入点，可以了解患者对这个话题的想法。从患者的话语中挑选出类似这样的话，"我最好在为时太晚之前，对我的生活做出改变"，这类话能够使医生更进一步地弄清楚患者的想法，需要时还可以向患者推荐心理治疗。

心理动力人生叙事疗法

Viedermann 和 Perry 提出了顿悟导向心理治疗技术（insi-ghtoriented psychotherapeutic technique），用来治疗因身体疾病所导致的抑郁（depression in the physically ill）。他们发现医源性抑郁患者（medically ill depressed patients）有以下三个主要特征：

1. 因混乱和不确定性带来的心理失衡。

2. 退行行为，并伴有强烈的移情。

3. 倾向于审视自己的人生轨迹，即我从哪儿来，我要到哪儿去，我将来会实现什么愿望。

Viedermann 和 Perry 将他们的干预技术称为"心理动力人生叙事疗法"，因为它是从患者一生的视角，整体、全面地去解释疾病或受伤的意义，与只解释一个单一的心理冲突有所不同。使用这种技术，第一步是治疗师检查患者现在和过去的生活，并强调其中的心理因素和关系。这一步一般通过医生对患者两至三次的床旁会诊就可以完成。在这段接触期间，所获得的信息将用于形成最终的心理动力人生叙事治疗中。在这些初步的面谈中，治疗师可以做一些澄清的说明，讲一些共情的话语，还可以给医护人员推荐一些相关的精神科药物和止痛方法。

在某个时刻，治疗师有了足够的信息来给患者做一个"心理动力人生叙事解释"。治疗师会从心理动力角度向患者解释在这个特殊的时期，疾病或受伤对其意味着什么。抑郁的程度被看作是患者个人心理的自然结果，而不是疾病本身的必然结果。叙事是为了创造出一个新的观点，通过强调患者过去的内心力量、支持系统以及患者发现的有效应对机制来提高他们的自尊。在解释的时候如果能使用吸引人的、有力的表达方式，同时传达出对患者有兴趣、着迷、肯定的态度，患者将更愿意接受。

案例：心理动力人生叙事疗法的三个案例

案例 1：一位 59 岁的女性患有乳腺癌，不得不接受根治性乳房切除术，之后还需要做放疗和化疗。预后情况良好，患者的丈夫和全家人也非常关心她。但是，这个患者却慢慢变得抑郁。在会诊时，她说自己很难为情，因为她是五个姊妹中唯一一个没有上过大学的人，她的姐妹多数都有很高的学历，她的丈夫和孩子也都是高学历。然而，却是她把全家人紧紧地联结在了一起。她组织所有的家庭聚会，积极地照顾还是小婴儿的孙子、孙女们，并帮助解决其他家庭的危机。在叙事中，她回顾了自己在其家庭中所扮演的角色，在癌症的初步检查和评估的时期，她很难允许自己被家人帮助、庇护。她太虚弱了，已无法再照顾家里的每个人，这个想法让她感到害怕。她觉得自己没有了任何价值，对家庭也没什么作用了。

治疗师提醒她说，她依然在为这个大家庭做着独一无二的、有价值的事情。就连她在病床上，依然真诚地奉献着她的价值，她总是能给大家一些建议，并分享她对家人的爱。实际上，治疗师发现，在谁能花时间陪在患者身边这个问题上，他们一家人之间充斥着一种友好的竞争。这次对患者既往人生的回顾和感受的重组，似乎帮她解决了急性抑郁症的状况。

案例2：一位31岁的女性患者，预后情况良好，但她却想要延长住院时间。因为她身上有大量的静脉注射治疗管，所以被限制在一个特殊的病床上，这个床在转动时会发出持续不断的嗡鸣声。这位患者采用了编故事并讲给自己听这样的方式，较好地忍受了这段不寻常的伴有隔离感的时期。但当她被转到普通病床上，并停止了静脉注射治疗时，她开始变得抑郁、想哭。

在最初与精神科医生面谈时，这个患者的一段历史显现了出来，她是几个孩子当中最小的那个，在整个成长过程中感觉自己受到了忽视。当她还是个孩子的时候，她就会自己编故事来自娱自乐。到了中学和大学，有人告诉她，她在写作上很有天赋。然而毕业以后，为了获得父亲的嘉许，她选择了在父亲的贮木场工作。之前她一直想重返校园，做一名教师或者作家，但她不敢把这个想法告诉她父亲。但她现在开始担心，因为自己的病她不能去贮木场从事那些需要体力的工作了。

在心理动力叙事中，治疗师告诉她："你现在抑郁是因为你认为自己没有能力再去做贮木场的工作，这会使你父亲失望，那样的话你将是一个没有价值的人。但是，你知道你想要成为一名作家或教师，这个比贮木场的工作更有价值。现实情况是，你的病意味着你以后再不会像以前那样体力充沛，但你却能做你一直想做的事情了。"

当这位患者在进行人生叙事时，她承认当自己还是个孩子时受到了忽视。为了弥补这种情形，她压抑了自己的天赋、抑制住了想成为一名作家或教师的愿望。她想通过帮助父亲打理生意——而这是她的哥哥们都拒绝的工作，来讨好父亲。这番洞察对这位患者的影响是十分戏剧性的：她的情感迅速改变，她变得非常乐于接受来自家庭的支持，她还开始以一种更加积极、现实的方式来思考自己的未来。

案例3：一位17岁的男高中生，华裔美国人，他因脸部、上半身28%的二度、三度烧伤，在医院接受治疗。他是在修父母地下室的火炉时受伤的。患者拒绝进行物理治疗，他的身体变得虚弱且肌肉已开始萎缩。患者看起来很抑郁、退缩，好像已经自暴自弃了。

在前期一系列探索患者背景的会谈中，患者表示他认为自己不值得被治好。最后，治疗师应用了心理动力人生叙事法，发现这个患者曾经总是试图去做一个好孩子：在学校努力学习、做兼职、从不与他人争论（包括他的朋友和家人），这样看起来他好像从来没有生过气或发过脾气。治疗师告诉他："当然，愤怒是必须从某个地方发泄出来，以防止自己最后的爆发。而你的愤怒确实从你事发前的那个梦里宣泄了出来（他梦到炸毁了自己的房子）。虽然现在已经查明导致大火的原因是焊接设备出了问题，但你仍然坚信自己那个曾试图炸掉房子的梦变成了现实。因为你总是表现得那么好，所以你正在用这种自我放弃的方式，为那些曾有过的愤怒情绪对自己进行额外的惩罚。"

当把患者压抑的愤怒情绪放到其一生的背景中去看，并将这种愤怒理解为青春期的叛逆之后，他的抑郁开始缓解，为了进一步治疗，他与治疗师之间也建立起了治疗联盟。

限时心理疗法

我们发现，James Mann 的限时心理治疗的一种变化形式在内外科情境中非常有效。适合这种疗法的患者包括：需要延长静脉注射治疗（如骨髓炎或其他传染病）；需要做物理治疗；持久未愈需要延长住院时间或需定期回到医院做治疗，如器官移植、癌症、晚期肾病等患者。

在医生首次与患者面谈时，试着识别出导致患者焦虑或抑郁最主要的冲突。根据经验，这个冲突经常体现在受损前就已存在的患者人际交往困难中。较常见的例子是与权威人物、依赖关系及分离有关的议题。需要注意的是，对有精神病或重度抑郁症的患者，通常不能使用这个技术。

患者应神志清楚，并且没有明显的疼痛。由于这种短期心理治疗方法会在治疗结束时与治疗师切断联结，所以对于因疾病或损伤所致，可能会有长期、严重的心理效应的患者来说，明智的做法就是给他们提供可供其选择的转诊资源。

使用这种技术，最基本的是需要提前计划出治疗的次数及其持续的时间，并将这些写出来。Mann 通常用的技术是：治疗 12 次，每次 45 分钟，一周一次。我们发现的更实用、更有效的操作方法是：将治疗次数减至 6 到 8 次，每次的时间也减至 20 到 30 分钟。每次会面的准确时间，包括截止日期，都需要清楚、详尽地在开始治疗前就告知患者。这是基于如下理念：一开始就知道终止日期会加强患者对分离和失去的防御，从而能更好地聚焦于中心冲突，以便在将来治疗时进行处理。

在首次治疗时，请允许患者宣泄、表达自己的情绪感受，唠叨自己最近的担忧和冲突。随着治疗进行到第二次、第三次时，要特别留意患者说的任何表示正向移情的话，以及任何患者提到的对限时疗法本质的问题。建议医生每次开始治疗前可以说类似这样的话，如"这是我们计划的 8 次治疗的第四次"等。

人们相信这项治疗技术是有效的，因为强烈的限时治疗技术可以动员患者产生正向移情。实际上，经常有患者在前期三、四次的会谈之后，症状就迅速好转。

在最后的几次治疗中，患者经常会表达一些对即将结束的治疗的情绪。常见的有伤心、悲痛、愤怒和内疚，因为患者不仅要与你分离，还要与内科、外科团队分离，这些人都曾在患者无助、害怕时，给予了其关心、照顾。这类心理治疗的必不可少的一部分就是了解患者在治疗终止时的感受，因为这与他们的过去和现在有关，也使其不可避免地与治疗重点中的中心冲突缠绕在一起。

作为一名治疗师，在治疗结束时，可能也会体验到分离的感受。对这种反移情的察觉，有助于理解其他医护人员对这位患者的反应。患者在出院时，整个治疗团队可能都会经历分离的过程。

放松和冥想技术

很多患者发现放松和冥想能帮助他们减轻或缓解疼痛。需要特别指出的是放松反应，Benson 曾描述过，人们发现放松可以使身体对压力的反应安静下来。有关这些技术的研究，已有文献报道称，可快速降低患者的血压、心率、呼吸率和耗氧量。虽然存在许多关于这项技术的变化形式和详尽的说明，但仍可以看到有两个基本的组成成分：

1. 注意力集中在重复的话语、词、呼吸或行动上。
2. 对于脑海中闪现出的念头，采取被动接受的态度。

就呼吸而言，当患者能学习腹式呼吸或横膈膜呼吸而非胸部呼吸时，放松技巧的效果通常会更好。如果患者平躺并把手放在肚脐下方，每次呼吸都能感到腹部的隆起和下降。为使这一过程更容易理解，可以让患者想象肚子里有一个气球。每次吸气时，使这个气球充满空气；每次呼气时，使气球变瘪。

下文中列出关于放松技术简单的指导说明（单纯地观察呼吸或使用指导词句）。

观察呼吸

找一个舒服的姿势坐下，背部挺直，轻轻闭上双眼，不要穿紧身的衣服。把注意力放在自己的呼吸上，不要试图以任何方式去影响它。通过吸气、呼气，跟随呼吸起伏，注意从一个阶段进入到另一个阶段的节点。按照以上方法至少做几分钟。你的目标仅仅是把注意力放在呼吸上并观察它。不论呼吸如何变化，只管继续跟随自己的节奏。

使用指导词句

指导词句是一个在使用冥想或放松技术时，可以重复说的（可以不出声地说，也可以说出声）有意义的词或短句子。可以根据自己的传统文化和信仰，选择一个神圣的名字或一个简短的祈祷文，也可以选择一个中立的词或短句，如"一""平静""放下"等。做呼吸训练时，要确保自己处于舒适的姿势，轻轻闭上眼睛。先做几次深呼吸，然后再自然呼吸，并以任何让自己感觉舒服的节奏开始重复指导词。如果开始走神，请再次温和地将注意力重新带回到指导词上。尝试着这样做，至少坚持数分钟。

推荐读物

Benson H, Beary JF, Carol MP. The relaxation response. Psychiatry 1974;37(1):37−46.

Blumenfield M. Patients fantasies about physical illness. Psychother Psychosom 1983;39:171−179.

Blumenfield M, Schoeps M. Psychological care of the burn and trauma patient. Baltimore: Williams & Wilkins, 1993.

Jacobson E. Progressive relaxation. Chicago: University of Chicago Press, 1974.

Kubler-Ross E. Death: the final stage of growth. New York: Macmillan, 1975.

Mann J. Time-limited psychotherapy. Cambridge: Harvard

University Press, 1973.

Vierderman M, Perry SW. Use of psychodynamic life narrative in the treatment of depression in the physically ill. Gen Hosp Psychiatr 1980;3:177-185.

Westberg GE. Good grief—a constructive approach to the problem of loss. Philadelphia: Fortress Press, 1962.

17 ▼

医疗背景下的
物质滥用问题

基本概念

- 各行各业都存在酒精滥用和物质滥用问题（包括滥用苯二氮䓬类药物），从无家可归的酒鬼到高级行政人员再到隔壁和蔼可亲的老奶奶。因此，对于出现中毒、依赖、戒断症状的人，在鉴别诊断时都应考虑物质滥用的可能性。

- 对于紧急手术后出现谵妄的患者尤其要怀疑其是否存在物质滥用。所以需要仔细调查患者以往的物质滥用史。

- 应该询问患者，使用了什么物质及使用剂量，而CAGE问卷就有所有想要问的问题。有些患者不会像其他人那样直率。如果不问，他们可能永远不会说。不要接受含糊其词的回答。

- 当帮助应对处于戒断期的患者时，记住这些方案只是一个指南。治疗应个体化，每日随访，优化对这些患者的管理，在剂量上做出必要的调整。

- 对于住院患者，尼古丁依赖很常见，因为绝大多数医院是禁止吸烟的。尼古丁戒断的患者和工作人员之间的联络工作，可以帮助防止患者不当行为。

　　物质滥用患者通常去医院是因为各种身体不适，而不是因为物质滥用本身。确保患者刚到医院就做尿液毒理筛查，这对判断是否存在物质滥用问题大有帮助。而不用通过猜测去判断患者到底是否有物质滥用的情况发生，这种猜谜游戏通常在你怀疑患者物质滥用但其极力地否认之后发生（表 17.1）。作为一名联络会诊精神科医生，有很好的机会鼓励住院患者停止物质滥用，因为当患者面对一系列由于物质滥用导致的不良后果时他们更容易接受医生的建议。

酒精

在医院，酒精是一个突出问题。它可能以酒精中毒、戒断、依赖、幻觉、病理性中毒和最重要的震颤谵妄 (DTs) 的形式出现。酒精滥用者经常会否认自己喝酒，或把自己喝酒的量尽可能地说得很小。有一些实验室检测结果可以作为判断标志，出现这些标志就很大程度地暗示了患者长期滥用酒精，如谷氨酰胺转移酶和其他肝酶水平升高、大红细胞症（判断标准是平均红细胞容积增大）和高血脂、血胆脂醇过多。在诊断时可以使用的一些有用的工具有 CAGE 问卷（表 17.2）和《酒精使用障碍鉴别测试》的前四个问题（这四个问题是关于个体多久喝一次酒，每天一般喝多少，喝六杯或更多的酒多久发生一次，在过去一年中患者意识到自己一旦开始喝酒就没办法停下来的次数是多少）。识别出酒鬼并不难，因为这类患者嘴里总是有酒味儿，同时表现出步态失调，情绪不稳定，说话含糊不清，还能看到他们有眼球震颤。可以给这类患者开具苯二氮䓬，配合维生素 B_1 和叶酸，让患者睡一觉。也经常会在急诊室遇到这类患者，在做完整的精神科评估之前，最好也是先让他们"睡一觉"。

在医院，患者的酒精戒断症状严重程度不同，有的是轻微的单纯戒断，这种患者不需要吃药。有的发展为震颤性谵妄，这种情况可能需要给患者静脉注射苯二氮䓬类药物、精神安定药，并且需要在重症监护室对患者采取约束措施。

酒精戒断症状大约在血液酒精水平降低后的 6 到 8 小时出现。重度症状在血液酒精水平降低后的 24 小时开始出现，在 36 到 48 小时达到顶峰。癫痫症状一般在戒酒后约 6 到 48 小时出现。戒断症状包括血压和心率升高、震颤、易激惹症状增加、反射亢进、发汗、幻觉、癫痫和震颤性谵妄。

大约 5% ~ 6% 的酒精滥用者会发生最严重的戒断反应，即震颤性谵妄。这种情况有 5% ~ 10% 的死亡率。通常在戒酒 3 天后出现。症状包括定向障碍、视幻觉、失禁、发汗、发烧、严重震颤和瞳孔放大。

在应对酒精戒断时，医生不应仅依赖可供使用的各种治疗指南（表 17.3），更要根据每个患者情况采取个体化的治疗，指南只是临床的一个指导。更重要的是要每天查看患者，根据其临床表现调整苯二氮䓬的用量，这项工作无可替代。使用利眠宁（Librium）可以更平缓地戒酒，但必须提防由于药物累积而导致过度的镇静作用。因为使用利眠宁的患者若由于过度镇静而导致误吸，会导致致命性的并发症。因此要确保患者各种生理指标处于正常范围，因为医生不是无时无刻地与患者在一起的。另一个很重要的问题是，口服利眠宁效果更好。肌肉注射利眠宁吸收不稳定，不应使用。而对不能口服利眠宁的患者以及肝功能障碍的患者，推荐使用劳拉西泮（Ativan）。对于重度患者，可能需要静滴劳拉西泮，如果患者有精神病性的症状或严重激越，可以再配合使用低剂量的抗精神病药物。

表 17.1　尿毒理检测的大致时间

安非他明和脱氧麻黄碱	48 小时
巴比妥类药物	
短效	24 小时
中效	48~72 小时
长效	2~3 周
苯二氮䓬类药物（治疗剂量）	3 天
大麻类药物	
中度吸烟者	3 天
每天吸烟者	10 天
每天大量吸烟者	3~4 周
可卡因	6~8 小时
可卡因代谢物	2~4 天
乙醇	7~12 小时
安眠酮	7 天
麻醉剂	
可待因	48 小时
海洛因	36~72 小时
氢可酮	24 小时
二氢吗啡酮	48 小时
美沙酮	3 天
吗啡	48~72 小时
羟考酮	24 小时
丙氧芬	6~48 小时
苯环己哌啶	8 天

（根据以下文献改编且获得许可：Hyman S, ed. Manual of psychiatric emergencies. News York: Little, Brown and Company, 1988:334.）

表 17.2　CAGE 问卷

C —您是否觉得自己需要减少（cut down）饮酒？

A —您是否因别人指责你喝酒而被惹恼（annoyed）？

G —您是否因为喝酒而感觉不好或内疚（guilty）？

E —您是否一大早做的第一件事就是喝酒，以稳定自己的神经或清除宿醉（"晓晨之饮"，eye opener）？

至少两个问题的回答为"是"，说明需要进一步仔细地评估。

（Ewing J. Detecting alcoholism: the CAGE Questionnaire. JAMA 1984;252:1905-1907, with permission.）

表 17.3　戒酒方案

利眠宁方案：只在患者出现酒精戒断时使用	劳拉西泮方案：只针对于有肝病的酒精依赖患者
利眠宁 50mg q6h × 4doses	劳拉西泮 2mg q6h × 4doses
利眠宁 25mg qid × 8doses	劳拉西泮 1mg qid × 8doses
利眠宁 10mg qid × 8doses	劳拉西泮 0.5mg qid × 8doses
利眠宁 25mg q6h prn 当戒断症状出现时	劳拉西泮 1mg q6hprn 当戒断症状出现时
维持指标：镇静和血压 <90/60 mmHg 或者脉搏 <60 次/分	维持指标：镇静和血压 <90/60 mmHg 或者脉搏 <60 次/分
根据需要对特殊患者采用个体化治疗	根据需要对特殊患者采用个体化治疗

案例：酒精戒断的两个案例

案例 1：一个 50 岁的男性发生了车祸，车失去了控制，撞到了树上。患者到达医院的时候意识清醒，定向方面准确。他不承认喝了酒，血液酒精水平也没有显示中毒。因为其胫骨出现有创骨折，需要立即予以全麻手术。术后一天，他出现了轻微的谵妄，并伴有意识模糊和定向障碍。但脑影像学检查没有发现明显异常。谵妄被归因于使用麻醉或手术后使用止痛药（吗啡）。术后3天，患者谵妄加重，并出现明显的震颤，3个方面都出现了定向障碍并伴有听幻觉和视幻觉。他说看到天花板上有很小的蚂蚁。虽然这个患者一开始就否认自己有任何饮酒方面的问题，但他的肝功能检查说明肝脏存在问题，随后这个患者的家人承认了他酗酒很严重。在使用利眠宁酒精戒断方案48个小时之内，患者的意识恢复正常，幻觉消失。

案例2：一个75岁的老妇人，因充血性心力衰竭被送到医院。当时她的家人都不在家。住院两天，她开始神志不清且血压升高。当时的诊断考虑可能是脑血管意外，尽管脑成像并没有确认这一诊断。但随后患者变得偏执且出现了视幻觉，说看到魔鬼在她房间外。医疗团队开始考虑这个患者是因药物不良反应的影响或可能是清洁剂的中毒反应，因为她邻居说在她住院前一天打扫房子。尽管针对其精神病症状给予了神经抑制剂，但患者的精神状态没有任何好转。当患者的家人赶到的时候，他们告诉医生一个秘密，原来和蔼可亲的老奶奶是一个酒精依赖综合征患者。于是医生立刻给患者使用利眠宁进行治疗，患者3天内就完全恢复了。

这两个例子都说明了一个事实，即如果酒精戒断不被怀疑，那么它就很容易被忽视，尤其是在患者没有明确酗酒史的情况下。另一方面，医生不应将诊断局限于酒精戒断和震颤性谵妄，尤其是如果患者在接受了利眠宁或劳拉西泮治疗48到72小时内还没有明显的好转的情况下。

对于不再有谵妄或不再有戒断反应的患者，当他们想戒酒时，存在几个可供选择的方案。首先，推荐绝大多数这类患者转介到一个12-step团体（如匿名戒酒互助会）。其次，很多药物，包括纳曲酮、地昔帕明、选择性5-羟色胺再摄取抑制剂都可以用来防止患者对于酒精的渴求。对于非常渴望饮酒的患者，可以考虑使用戒酒硫。但是对于有严重肝功能障碍、周围神经病变、妊娠、肾衰竭、心脏疾病的患者禁止使用戒酒硫。多数情况下不应使用这些药物，只有在患者加入了戒酒康复项目，接受密切监测的情况下再考虑使用。

尼古丁

几乎所有医院都禁烟，多数依赖尼古丁的患者来到医院后还没有做好停止吸烟的准备。这经常是患者和工作人员发生冲突、患者付诸行动的一个原因。

案例：一个愤怒的烟民

一个精神科会诊医生被要求对一个在房间里乱扔东西的35岁男性患者进行会诊。他因多药耐药肺结核被隔离治疗。他多次躲在厕所偷偷抽烟，当工作人员发现了他的这一行为时，就把他的烟没收了。他因此变得非常愤怒，说自己抽烟已经有20年了，不可能停止吸烟。同时他拒绝使用尼古丁贴，不戴口罩就离开了病房，去病房外抽烟。于是医院只能对他持续进行观察，并提出了会诊请求。当精神科医生来对他做评估时，他正在病房里扔椅子和其他的东西。他冷静了很长时间才能和精神科医生进行交流。经了解，患者之前并没有精神病史。因为他感觉别人妨碍了自己的权利，所以他非常生气。精神科医生最后使患者与工作人员达成一致意见：可以允许患者在工作时间之前由一对一的工作人员陪同到医院的内院吸烟，且患者必须戴口罩，直到内院才可以摘下来。达成一致意见不久，这个患者就不再给工作人员带来任何管理上的问题了。

正如这个个案所透露出来的，当患者在医院付诸行动的时候，精神科医生的联络干预就非常重要。精神科医生还可以利用患者现在住院的事实，试着劝患者戒烟。使用 Fagerstrom 尼古丁耐受问卷（表 17.4）来判定患者的依赖程度，并决定尼古丁贴片的剂量（表 17.5）。尼古丁口香糖是另一个尼古丁替代品。如果患者没有惊厥史，还可以让患者使用安非他酮（每天服用 150 mg，服用 3 天，之后一天两次，持续 7 到 12 周）。如果患者之前使用过尼古丁替代疗法但没有成功，或者患者不能使用安非他酮疗法，可以尝试使用瓦伦尼克林（Chantix）。初步报告显示该药有效，但最近，美国食品和药物管理局和该药制造商都承认，患者在开始服用瓦伦尼克林之后的数天到几周之内会出现抑郁，以及自杀想法，并且其行为和情绪还会发生变化。同时瓦伦尼克林还会导致困倦，所以应密切监测、观察服用该药的患者。

表 17.4　Fagerstrom 尼古丁耐受问卷

您睡醒后多久会抽第一支烟?

☐ 30 分钟以内（1）

☐ 30 分钟以后（0）

您是否发现忍住不抽烟很难?

☐是（1）

☐否（0）

哪种情况您最不能忍受不抽烟?

☐早上第一根烟（1）

☐任何情况（0）

您一天抽多少根烟?

☐小于等于 15 根（0）

☐ 16 到 25 根（1）

☐大于等于 26 根（2）

在您睡醒后一个小时内，是否比一天中其他时候更频繁地抽烟?

☐是（1）

☐否（0）

您抽的牌子焦油含量是多少?

☐低（0）

☐中（1）

☐高（2）

您抽烟时是否把烟吸到肺里?

☐从不（0）

☐有时（1）

☐总是这样（2）

总分：1~6：轻度到中度依赖尼古丁；7~11：高度依赖尼古丁

表 17.5　尼古丁贴片

21 mg/ 天 × 4 周（烟瘾大的人，6 周）

14 mg/ 天 × 4 周

7 mg/ 天 × 2 周

烟瘾小的人（＜10 支 / 天）：不需要贴尼古丁贴片

阿片类药物：海洛因、美沙酮和阿片镇痛剂

阿片类药物中毒很容易识别，症状包括：困倦、瞳孔缩小、构音障碍和便秘。阿片类使用过度（海洛因、美沙酮和止痛药，如羟考酮、哌替啶、吗啡及其他）会导致神志不清或昏迷、呼吸抑制、肺水肿和死亡。严重阿片类中毒可能需要使用纳洛酮（静脉注射，每3到5分钟0.4到0.8 mg），这是一种阿片类拮抗剂，一直使用到患者变得更加清醒、呼吸正常为止。对于昏迷、瞳孔缩小、四肢有针痕的患者，一定要排除阿片类中毒的可能。

阿片类戒断不像阿片类使用过量那样危及生命。戒断症状可分为早期、中期和晚期。在早期阶段，患者会流泪、打哈欠、流鼻涕、出汗。中期出现的症状有无法安眠、瞳孔放大、起鸡皮疙瘩、坐立不安、易激惹和震颤。在晚期，以上这些症状会加重，并且还会出现心动过速、恶心、呕吐、腹泻、腹部痛性痉挛、高血压、抑郁、肌肉痉挛、虚弱、骨脆弱。戒断症状一般在停止使用阿片类约6到12个小时以后开始出现，在第2到3天时达到顶峰，第7到10天症状消失。

在处理戒断症状时建议使用可乐定（表17.6），但有以下情况时应禁止使用（如心律不齐、二尖瓣关闭不全、主动脉瓣关闭不全、正在接受高血压治疗）。此外还可以考虑使用美沙酮，不过由于多数情况下只有有资质的诊所才能给门诊患者开美沙酮用以解毒，因此不能让正在接受美沙酮解毒计划的患者出院。所以只有在得知患者会长期住院或者至少患者能在医院完成整个解毒过程的情况下才能开具美沙酮治疗。其起始剂量为每天30 mg，然后根据

戒断的迹象和症状每天增加 5 ~ 10 mg。

表 17.6　可乐定治疗海洛因戒断反应方案

可乐定 0.2 mg q8h × 3 doses

可乐定 0.1 mg q8h × 3 doses

一些情况下可以开 0.1~0.2mg

可以配合使用苯二氮䓬类药物

在每一次用药之前都应量患者的血压，如果血压 < 85/55 mmHg，就要控制剂量

在使用药物后检测患者直立情况下的生命体征

根据患者的病情调整剂量

联络会诊精神科医生经常需要面对的一个问题就是患者的"觅药行为"。这种情况通常发生在患者感到疼痛，需要阿片类止痛药的时候。如果有药物滥用史（即使不是阿片类药物），医生在开具止痛药时也会犹豫不决。因此，大多数有药物使用史的患者对疼痛治疗不足。然而，确实有很多患者在"寻找药物"，所以仔细的评估总是必不可少的。

可卡因和其他兴奋剂

可卡因是一种强效兴奋剂，这在街头已广为人知。它有各种各样的称呼，如"coke""snow""crack""blow crack""white lady"和"uptown"。多数情况下人们通过抽或吸的方式摄取可卡因，也会注射或吞咽粉末、药片或块状可卡因。最易成瘾的吸食方式就是加热吸食可卡因。

摄取可卡因，人们会有短暂的、强烈的欣快感，紧随其后的就是抑郁（崩溃）。使用时间过长会导致幻觉和妄想。多数吸毒者会出现明显的心理依赖，这是源于首次使用产

生的积极的奖赏。出现以下症状就代表可卡因中毒：易激惹、焦虑、话多、瞳孔放大、用鼻子出声吸气。还会产生触幻觉（可卡因虫，即 cocaine bugs[18]）。中毒严重还会导致谵妄。在做联络会诊的时候，医生需要知道的最重要的事就是即便使用最普通剂量的可卡因也会导致多种明显的医学并发症。同时可卡因还有明显的心血管毒性，会导致吸毒者突然死亡。另外，还会导致鼻腔通道损伤、肺损伤和肝毒性。

脱氧麻黄碱是一种兴奋剂，常被称作"crank""speed""crystal meth""ice"和"black beauties"。现在对这种药的使用越来越多了，所以在联络会诊时，这样的患者并不少见。兴奋剂中毒会使患者出现激越、精神错乱，治疗这些症状的方法包括使用抗精神病药物和苯二氮䓬类药物，尤其是劳拉西泮。

苯二氮䓬类药物

苯二氮䓬类药物是一种非常常见的滥用药。从 20 世纪 60 年代到 80 年代，苯二氮䓬类药物被广泛应用于治疗失眠。对苯二氮䓬类药物上瘾的人经常能从各种医疗服务人员那里得到这种药。医生最好得到患者的同意，去联系他（她）的医疗服务人员，以更好地了解患者正在服用的药物。当患者精神状态发生变化，并且病历显示患者在住院前使用过苯二氮䓬类药物时，就应考虑苯二氮䓬戒断反应的可能。

苯二氮䓬中毒会出现各种症状，如情绪不稳定、欣快、去抑制到嗜睡、共济失调、构音障碍、眼球震颤。在某些情况下，可能会出现昏迷或失忆。如果剂量高到足以引起

---

[18] 一种觉得自己的皮肤下寄生了虫子的触幻觉。

呼吸抑制，可以慢慢使用氟马西尼总剂量最多 3 至 5 mg，来逆转苯二氮䓬的作用。但这可能会导致患者突然出现苯二氮䓬的戒断反应。

案例：安眠药的戒断反应

一个精神科医生应邀对一位在 3 天前接受了紧急阑尾切除手术的 68 岁妇女进行评估。这位患者先前没有精神病史，但手术 3 天后患者突然变得激越和神志不清。她看到蟑螂在她的房间里飞舞，吓得发抖。在评估时，患者已经不能配合。患者丈夫否认妻子有任何酗酒史。经精神科医生进一步了解，这位丈夫才透露在过去的 20 年里，他的妻子每天晚上都会服用一种安眠药。精神科医生推断，该患者服用的应该是三唑仑。患者接受了逐渐减少剂量的氯硝西泮治疗，最终病情有所好转。

对于苯二氮䓬戒断的患者来说，防止癫痫的发生非常重要，可以使用苯二氮䓬或氯硝西泮（一种长效的苯二氮䓬）进行治疗并逐渐减量。

短效苯二氮䓬类药物实际上比长效的更有成瘾性。一旦患者习惯服用某种特定类型的药物，就会对长期服用的阿普唑仑、地西泮和劳拉西泮产生耐受性。然而，仍然建议将这些苯二氮䓬类药物转化为氯硝西泮，这样可以更顺畅地排毒（表 17.7）。

表 17.7 苯二氮䓬换成氯硝西泮

氯硝西泮剂量 = 苯二氮䓬剂量 ×（换算系数）
（转换因素）
阿普唑仑：0.25 mg (0.5)

续表

利眠宁：25 mg (0.005)
氯硝西泮：0.125 mg (1)
地西泮：5 mg (0.025)
劳拉西泮：1 mg (0.125)

夜店毒品

"夜店毒品（club drug）"的使用呈上升趋势，这种毒品经常出现在夜店场景中，如通宵派对，被称为"狂欢"(raves)。夜店毒品包括甲基苯丙胺（MDMA、"摇头丸""X"）、所谓的"所有夜店毒品的祖师爷" γ－羟基丁酸（GHB）、洛喜普诺（约会强奸药）和老K（氯胺酮）。

MDMA 是一种危险的药物，它会与在 P-450 酶代谢的药物发生相互作用。吸毒者会声称自己有某种"顿悟"，这种药的积极效果是使吸毒者与他人的人际关系更好。但在欧洲，人们发现这种药导致抗逆转录病毒患者的死亡。更重要的是，MDMA 会导致大脑中枢 5－羟色胺轴突的损伤、严重肝损伤及恶性高热。

滥用 GHB 的人数也在增加。人们因为各种原因滥用该药，包括治疗失眠，对抗抑郁和压力，提升竞技能力和性能力，锻炼肌肉以及为了获得欣快感等。GHB 中毒反应会出现急剧的变化，从激越到嗜睡或昏迷。有时，一些患者激越的程度会严重到需要进重症监护室，需要插管、吸氧。治疗方法与酒精戒断类似，可以使用苯二氮䓬类药物进行治疗。

氯胺酮是一种麻醉剂，可以吸食或肌肉注射。该药会导致幻觉和分离的状态（K-hole）。过量使用或中毒会导致遗忘、抑郁、高血压、谵妄，甚至呼吸抑制。

在夜店这类场合使用的滥用药是非常复杂的，因为现实是上文提到的药物经常会与其他有害药物一起被使用，例如，同时使用苯环己哌啶、可卡因和海洛因，这会使"夜店毒品"滥用药更加危险、更加不可预知。

联络会诊的可能性

1. 为工作人员（特别是护士和住院医生）提供物质使用障碍相关服务教育，尤其是让他们了解最新的街头毒品。

2. 通过定期会议或定期联系，与酒精和药物康复项目建立联系。这会使医生了解到这些项目对哪类患者的效果最好的。这样做还有助于把患者转诊到这些项目中。

灾难精神病学

基本概念

- 在灾难中，除了直接受到灾难影响的人以外，还有其他次生受害者，他们的心理也可能受到创伤。这些人包括警察、消防人员、急救医护人员、健康护理专业人员（包括精神健康工作者）及媒体人员。
- 灾难过后不能及时获得医学干预，这通常是一种常态，而这种情况往往会加剧人们的躯体和精神问题。
- 目前研究发现紧急事件应激晤谈（CISD）并不能防止长期负性后果的产生，可能还会导致一些人产生心理困惑。
- 目前，灾后的一切心理干预方法目的都是为了提高人们应对急性应激的恢复能力，这些方法被称为"心理急救"。
- 认知行为治疗技术的应用可能会减少创伤后应激障碍（PTSD）的发生。
- 在发生化学或生物事故以及恐怖事件的情况下，还需要知道如何对焦虑、恐惧和中毒导致的谵妄进行鉴别诊断。

从事联络会诊的精神科医生和其他心理健康专业人员有时需要与医疗人员一起应对灾难或恐怖袭击。退缩或者借口自己没有接受过灾难培训，而把这项工作交给资质还不如你的人去完成那就大错特错了。那些平常工作就是应对创伤或烧伤患者的人可能对这类任务感觉更加得心应手，他们可能已经参与过多重创伤事件的处理。事实是那些平时就与医学疾病、创伤、死亡、谵妄、哀伤、家庭以及困境儿童打交道的人，他们所做的工作已经为他们对应对灾难做好了准备。

即使这样，在灾难发生前进行灾难心理的培训仍然是十分重要的事情。美国（心理）精神病协会（APA）每年举办的会议都会提供一些相关课程，以及越来越多的讲座、研讨会，同时还会提供很多期刊论文和最新的优秀的书籍，此外还提供许多方面关于此主题的医学继续教育（continuing medical education）。APA 网站（www.psych.org）上也有一些很有用的即时信息可供快速浏览。网站首页资源里特别提供了灾难手册（Disaster Handbook），可以轻松下载。APA 的地区分支都有灾难委员会，在灾难发生时可以号召人们加入该委员会。

当涉足这一领域后，还应记住一点，灾难中，除了主要受害者及其家人，还有很多其他的受害者。警察、消防人员和急救医护人员，他们因协助处理灾难导致的后果，经常也会心理受到创伤。同样地，医生、护士及其他的健康护理专业人员（包括精神健康工作者在内），由于他们试图帮助灾难的主要受害者，也会受到创伤的影响。即便是媒体工作者，他们进行灾难报道、采访受害者和幸存者、看到事故导致的后果，也经常会受到创伤。而这些次生受害者往往却否认他们受到影响。

一般原则

每一场灾难情况都各不相同。可能幸存者或躯体受伤的人较少，但会有很多悲痛的家人、朋友和合作者。灾难发生后，经常会有很多无家可归、流离失所的人。在及时处理好躯体创伤以后，通常应把注意力放在给灾民提供食物、避难所上，并尽力使灾民家庭能够团聚。在提供支持的同时，解决灾民的基本需求可以使精神健康专业人士获得灾民的信任。这可以让他们了解到灾民最紧急的心理问题。因脑震荡、头部受伤而出现定向障碍或有解离障碍的人，他们无法照顾自己，需要及时地得到确认。在所有的事物当中确保灾民获得日常服用的药物，需要被优先考虑。尤其重要的是一些心脏病药物、抗癫痫药物以及其他治疗重大疾病的药物，当然也包括抗焦虑药物（有严重戒断反应的药物）、抗精神病药物、情绪稳定剂和抗抑郁药。精神科医生可以努力确保在灾难发生之前，应急药物库里能够存有这一类的药物。这样当灾难发生时就可以合理分发使用这些药物，这一点是非常有用的。

紧急事件应激晤谈（CISD）是一种小组模式，人们在一个小组长或协调人的带领下一起讨论一些事实、想法、反应和应对策略，直到最近这种方法才被用于多种情境中。但是，研究已经证明，并没有证据支持 CISD 能防止出现长期的负面结果，一些研究甚至发现这种技术导致负面结果的概率更高。目前所有的方法是为了培育自身的适应能力以应对急性应激事件，并希望能防止出现长期的情绪问题，尽管目前研究仍然不清楚如何实现这一目标。被推荐的这种干预被称作"心理急救"。

心理急救

正如前文所述，给灾民的基本需求（食物、避难所和药物）提供支持，确保有适当的生存条件，让灾民重新和家人团聚，以及提供其他的社会支持，这些都是很重要的，可以通过面对面的会议、分发书面材料、大众媒体报道、网络实现。这时精神健康专业人士是必不可少的一部分。请记住，不同文化、性别和社会团体的人对于生理需求、人际交往，甚至是教育信息需求都各不相同。应该通过了解受影响人群的社区文化领袖来了解相应的文化规范，这在面对与死亡有关的仪式时可能尤为重要。

与灾难幸存者互动

一名优秀的临床医生，如果曾在联络会诊的机构与生理疾病或身体受伤的患者及其家属接触过，就会知道如何以一种非侵入性的富有同情心的方式在灾民受灾后的环境下去接近他们。灾民需要身体和情感上的安慰，需要别人倾听他们当下的担忧。与灾民互动的第一步通常是给他们提供温暖、营养品、信息和其他实质性的帮助。

让受到惊吓不知所措的灾民镇静下来，适应现状，这是很有必要的。必要的时候还可以考虑使用镇定药物。但当给灾民开具药物的时候，应考虑到有效的预防措施和可能的不良反应。正如前面提到的，没有必要鼓励灾民去讨论或重新体验最近感受到的情绪，实际上，这反而会干扰自然的康复过程。但是，如果灾民自己想要这么做，临床医生就应做好倾听的准备，适当的时候可以给予其肯定和安慰，让他们确信自己的情绪反应是可以被理解的。

给灾民提供应激反应和应对应激的信息和指导是有用的，这可以帮助幸存者应对灾难事件及其余波。应竭尽全力告诉人们以后可能会用到的服务设施。理想的情况是，应把这些信息写下来，这样人们以后就可以参考。

心理治疗

灾难刚发生后的那段时间，通常当时的环境并不利于去做正式的心理治疗。个体情感支持肯定是有益的。人们发现认知行为疗法对女性性侵受害者有帮助，但至少应在创伤事件发生后几周进行治疗。有人提出，认知行为疗法或许可以有效治疗灾难发生后的创伤后应激障碍，而且可能还可以降低慢性创伤后应激障碍的风险。还有一些证据发现，对于遭遇轻微头部损伤的人，这一技术或许能将这类人的创伤后应激障碍的发生率降到最低。使用这些技术需要接受专门的培训，而且要常规使用这些技术，还需要更进一步的研究论证。

药物治疗

前面已经提过，最保守的精神药理治疗方法就是尽力确保慢性精神障碍患者持续使用以前开具的药物，不要中断。根据临床判断，可以短期使用标准药物治疗失眠，使用药物治疗长期的重度抑郁或精神疾病。对于重度抑郁或躁狂，尤其是功能受损严重的人，需要使用精神药物治疗，同时应密切观察，必要的时候可以考虑住院治疗。

目前正进行着一项研究，目的就是确定抗惊厥药及抗燃剂的治疗效果，这类药物的药理作用主要是通过抑制谷氨酰胺能来发挥作用，而且其同时还有降低下丘脑－垂体－肾上腺轴及降低皮质醇水平的作用。它们可能有助于防止创伤后应激障碍的发生。同时也可以考虑通过使用选择性5－羟色胺再摄取抑制剂及其他药物来提高5－羟色胺的水平。普萘洛尔就是一种 β 肾上腺素能拮抗剂，它可能会阻止创伤性记忆痕迹的固化。但是目前还没有明确的研究结果和评估，所以这些都还不算是标准的治疗方法。

特殊问题：生物、化学和核恐怖主义

由于生物、化学、核（辐射）恐怖主义或这类袭击的直接威胁而出现一些心理和精神的问题，可能都需要由精神科会诊医生来解决。因为这些事件所造成的影响与爆炸、火灾、地震及其他天气事件所造成的一般意义的影响非常不同。因此当这些威胁迫在眉睫时，人们会出现巨大恐惧和潜在的恐慌，这是可以被理解的。尽管受到这些事件影响的人非常多，但还是有可能只有很少一部分人是直接受到伤害的，还有可能出现集体歇斯底里和恐慌。此外，这些事件还会缓慢而无声地传播，导致人们出现恐慌。

化学和一些生物制剂会直接作用于中枢神经系统。一方面，它们可能会导致人们出现谵妄或其他类似精神科医生熟知的神经中毒症状，这些症状包括极度的焦虑、激动、抑郁和精神病性症状。但需要与那些可能并没有受到制剂的影响，只是因为害怕传染性恐惧而出现明显的焦虑和惊恐进行区别。同样，辐射会立刻导致人们恶心，并且会给孕妇、儿童造成长期的伤害，导致癌症风险升高。这些影响还会导致没有受到辐射影响的人出现集体歇斯底里和身心症状。生物事件（如瘟疫）也会导致这类问题，让对感染人群进行隔离的决定变得十分困难。针对所有这些情况，精神科会诊医生在诊断程序上就能发挥极大的作用，因为他们对诊断、理解焦虑症、惊恐障碍、谵妄及其他器质性疾病都有丰富的知识和阅历。

风险沟通

在大众传媒时代，无论即将到来的威胁是真实的还是想象的，都可能在全世界进行传播。国家媒体、地方媒体以及在网络上发布信息的人，需要接受心理顾问的建议。同样地，负责对媒体发言的当地官员和医院行政人员需要考虑到微妙的平衡，既要向大众传递真实的信息，以保护成人和儿童，又应避免有可能出现的集体歇斯底里及过度的焦虑和惊恐。一位见多识广的联络会诊精神科医生，可能是协助这一教育过程的最佳人选。

19 ▼ 死亡、临终和丧亲

基本概念

· Kubler-Ross 认为患者在临终时会经历五个阶段。能否完全接受死亡和是否与一个你信任并且关心你的人维系着持续不断的关系有关。

· 如何告诉患者得了晚期疾病，和如何告诉患者得了绝症一样重要。如何告诉患者这些，与如何倾听患者的想法有关。

· 对死亡的焦虑通常可被理解为对分离的焦虑和对被抛弃的恐惧。联络会诊精神科医生与患者定期见面可以使患者感觉自己与外界是有联系的，可以帮助他们维护自尊。

· 任何一件可以帮助临终患者在生命的最后阶段与所爱之人保持连接的事都是很有意义的。

· 联络会诊精神科医生需要与其他医护人员联络合作，确保病痛得到有效的控制，并尽可能有效地使用其他的姑息治疗技术。

· 需要知道，应对临终患者能够使你和其他健康护理工作者产生自居作用，因为你们自己的生活中可能曾经经历过某些人、某些事。

· 帮助同事处理临终患者事宜是联络会诊精神科医生的一项重要任务。

多年以前，当我的同事 Elizabeth Kubler-Ross 还只是一个初级主治医生时，主持了一项关于死亡和临终的病例研讨。她提出了一个之后被认为是开创性的观点，她认为，晚期疾病患者最后接受死亡，会经历五个阶段。这五个阶段是否认和孤立、愤怒、讨价还价、抑郁、最终接受。她在报告中说自己的患者有 90% 在死亡之前都能达到最终接受这一阶段。Kubler-Ross 医生在第一部分的演讲结束后有一个提问环节，有人问她，为什么她的患者有如此之多都能达到接受这一阶段，而我们中的很多医生，他们的患者平均只有 10% 到 30% 能成功达到接受这一阶段。她耸了耸肩说，自己也不知道造成这个差距的原因。她随后便继续进行自己的演讲，其中插入了若干个案例。在我听了下面这个案例后，我明白了为什么 Kubler-Ross 医生的患者会有如此之高的比例都能达到接受这一阶段。

案例：一个 18 岁的临终女孩

一个 18 岁的女孩，因患霍奇金淋巴瘤，生命即将终结。她之前和 Kubler-Ross 医生谈过自己的感受，但还没有达到接受这一阶段。在一个除夕夜，Kubler-Ross 医生和她的丈夫正在家里为一次盛大的聚会做准备。正当她准备把食物放到烤箱里时，电话响了，是从医院打过来的，电话那头说那个 18 岁的患者"做好谈一谈的准备了"。Kubler-Ross 医生当时和丈夫对视了一眼，她丈夫说："你当然要去。"虽然她去了医院，并错过了这次聚会，但是这个女孩却能够向她倾诉一些对自己而言很有意义的事，反映了这个患者已经接受了自己病入膏肓的事实。在这之后不久，这个女孩就去世了。

　　我们现在已经知道，患者并非简单地按照顺序经历这五个阶段。相反，当患者有时愤怒，有时又开始与上帝或自己讨价还价时，他们对自己即将到来的死亡的认可往往是不稳定的。内心的否认是一种强有力的防御机制，不是只有易受伤害和脆弱的人才会使用。就如同其他防御机制一样，否认的目的是使自己的精神免受巨大焦虑的影响。

　　除非患者得到了一些心理上的满足，否则他们通常不会放弃使用那些可以减弱焦虑的防御机制。在心理治疗中，这样的满足可以来自内容为关心患者的一次有意义的对话，从而使患者放弃使用保护性的防御机制。如此一来，一切就很明了了，那个女孩知道 Kubler-Ross 医生会为她而来，与 Kubler-Ross 医生谈谈即将到来的死亡，使女孩感到心理上的解脱。

告诉还是不告诉

　　联络会诊精神科医生经常会被叫去处理这样的情况：治疗医生为了要不要告诉患者他（她）得了晚期疾病而犯难；或者患者知道自己得了绝症而出现了一些情绪反应。这是一种红鲱鱼谬误（red herring），意思是人们以一个不相干的话题取代所面对的话题。可以肯定的是，在 20 世纪 70 年代之前，医生几乎不会告诉患者他们得了绝症。后来，医学教学发生了一次革新，开设了关于死亡的课程。问题是许多医生知道他们想要告诉患者的是什么，但他们不知道如何谈论和倾听。这就是经常需要联络会诊精神科医生解决的问题。当被叫去做涉及死亡和临终问题的会诊时，不要提前做任何假设。

　　尽管患者是会诊的主要对象，但必须考虑到医生、护士和患者家属，因为他们中的任何人都可能会影响眼前的问题。如果问题是"是否应告诉患者？"那么接下来的问题就应是"告诉什么？"这是否意味着"告诉患者们得了不治之症？"是否意味着如果不进行治疗患者很快就会死去，或者说治疗将会（或不会）延长他（她）的寿命？他（她）的生活质量将会怎样？最重要的，如果对于是否应告诉患者已经存在一个结论，那么这是谁下的结论？是医生的，还是患者家属的，或者是护士的，抑或是患者自己的意见？

有时，患者的家人不想医生把病情的现状或预测告诉患者，有时是患者不想家人知道实情，甚至见到过得了晚期疾病的患者及其家人双方都请求医生不要告诉对方实情的情况。

到了 21 世纪，我们的伦理规则和多数医生都倾向于患者有权知道自己疾病的所有信息。但是有人认为，如果告诉患者实情会对患者造成伤害的话，就不应告诉患者。那么持不同意见的人就需要提出令人信服的证据，以证实自己的观点。如果对于此问题有很大的争论，一般会由医院伦理委员会对该情况进行调节（当联络会诊精神科医生充当临床医生时应始终关注患者精神方面的问题，不要试图去解决医学伦理问题）。

倾听患者的心声

现实中，精神科医生不应是告诉患者疾病现状或预测情况的那个人，这应是治疗医生的工作（有时需要您的协助，下文将会讨论）。所以在会诊期间应时刻小心，不要一不小心说出了实情。但是，询问患者对疾病性质的了解以及他（她）对疾病前景或预测的了解是完全可以接受的，也是一种很好的方法。您常常会发现，在医疗团队决定告诉患者实情之前，患者就已经知道了自己得了绝症。患者可能对战胜病魔有更乐观的看法，也可能会认为自己要比预期活更长的时间。这可能是对现实的"否认"。当否认有可能干扰到有意义治疗时，它就会对治疗产生重要的影响。如果患者否认自己得了某种病，并且做了一些人生决定，这些决定会伤害到患者自己或家人时（例如一个患者否认自己得了危及生命的疾病，并表示他要买一栋新房子，这会让家人承受很多痛苦），否认也可能是一个严重的问题。请记住，让患者了解到他（她）得了严重的、无法治愈的疾病能帮助患者，即便他（她）还没有做好准备接受这一事实。

如果真的发生了这样的事，需要问患者的最重要问题就是，"对于你的病，你有什么问题要问医生的？"作为会诊医生，教我们的内、外科同事向他们的患者提出这个问题也非常有用。当同行问您，他们应告诉患者哪些信息时，您可以向他们演示，如何合适地询问这个问题。我们可以教他们如何倾听患者的意见（最好是坐在患者病床旁），并向患者传达他们已经准备好倾听患者的问题并尽可能回答的信号了。患者经常会先表达出想要知道自己病情所有细节的意愿，但稍后又变了主意。如果患者对这个重大问题犹豫不决，医生必须对患者的这种转变保持警惕。本章的第一个案例就向我们展示了患者的这种转变，她从一开始的不想知道，到后来想要更多地聊聊关于自己的绝症的情况。下面这个案例则讲述了另一种完全相反的转变。

案例：一位改变了主意的医生

这个患者是一位年轻的医生，他可能得了恶性肿瘤，需要接受开腹探查的手术。在手术前一天的晚上，这个患者让他的外科医生做了一个承诺，他让医生答应自己，不管在手术中发现了什么，都要告诉他所发现的全部细节和预测。事实上，这个患者表示，除非医生答应自己，他才会签知情同意书。他的外科医生只能同意了。在手术中，医生发现这个患者的肿瘤已经转移，不能再做手术了，预测极其糟糕。在初步检查了一番之后，医生便把切口缝合了。当这个患者从麻醉中醒过来后，外科医生就去见了他。当医生坐在他的病床旁，准备好去讨论最坏的结果时，却发现这个患者完全没有兴趣听。他想当然地认为他的疾病已经得到了很好的治疗，也没有任何问题要问这个医生。

与患者在一起

每一位联络会诊精神科医生应该都碰到过下面这种临终患者，会发现，接受临终这一过程对于患者来说可以是一个令人满足、有助益、有意义的过程。理想的情况是，应该由患者的所爱之人（家人或朋友）陪伴患者度过这段时光，但有时这种境况特别容易使人激动，以致他们无法忍受这一阶段的亲密。你也许能够帮助他们和他们所爱的人相处。当然，作为一名精神科医生，还有其他的责任，也没办法常和患者待在一起。不过，定期的探望（即便很短暂）能使医生与患者之间建立起一种联系，这对于临终患者来说是非常有意义的。另外还要记住，现在有越来多的研究证明，医生对患者的态度以及与患者的交流技巧，对于患者能否应对坏消息起着至关重要的作用。

联络会诊精神科医生必须有亲自应对临终患者的临床经历的另一个原因是，还需要教内、外科同事如何与临终患者相处，一般情况下同事也会非常乐于学习如何处理临终患者的情绪问题。

文化和宗教所扮演的角色

了解临终患者的文化、宗教和民族习俗有助于对患者的治疗，也有助于与临终患者以及患者去世后处于悲痛中的患者家人沟通交流。

应对临终患者时会涉及的心理、生理问题

与临终有关的心理问题

小心别被自己的身份和死亡的感觉缠住，监控自己的反移情是很好的，但是那些让你对死亡感到焦虑或沮丧的事情可能会影响到你的患者，一些常见的心理问题将在后面的文章中列出并讨论。最好是倾听患者表达他们自己的担忧，然后澄清、验证或解释这些担忧，而不是告诉患者其他人在这种情况下可能的感觉或反应。

分离焦虑和逝世

因为没有人经历过死亡，所以大多数人最接近死亡预期的体验就是"分离"。患者可能会敏锐地感觉到他们正在与所爱的人分离。那些像孩子一样没有处理好分离问题的人可能比那些过去已经处理好分离问题的人更焦虑。一些患者可能还会觉得无法参与未来要发生的一些事（如孩

子、孙子的婚礼等）。

对于很多人来说，独处是很难的。如果家人、牧师或医生自己给患者做出承诺，保证在他们生命的最后阶段与他们待在一起，这对于患者来说是很有支持性的。"保持联系"对患者来说是非常重要的，甚至精神科医生只是轻轻地触碰患者的身体，对于患者来说也是意义非凡。当然，定期探视患者，即便探视时间很短暂（但我们希望您是坐在病床旁而不是站着），也能给患者传递出一个信息：他（她）并没有被抛弃。

如果在合适的氛围里讨论其他人对生活的想法，患者可能会想一起谈论。在这一点上，患者经常会讨论他们的后代，包括他们对后代的影响。我们经常和患者谈论他们在工作中或个人生活中是如何影响其他人的，这让他们觉得自己会活下去。有时，患者会想给精神科医生一份私人礼物（例如，一件衣服、一本珍贵的书等），并认为他的一部分会以这种方式继续生活。

控制、自我决定和自尊

通常当人们生病时，往往会失去对生活的控制。患者往往只能屈服于自己的身体，有时候，他们甚至连在自己想去洗手间的时候都不能去。为了重新获得对身体的控制，患者可能提出不适当的要求或拒绝治疗和护理。例如，一些疼痛患者可能想要高剂量的止痛药，即使这可能危及他们已经缩短的生命。其他人可能会拒绝使用止痛药，因为他们希望尽可能保持思维的清晰。

通过倾听患者的意愿，尽一切努力满足他们合理的要求，可以帮助患者感到他们仍然在被尊重。患者的愿望可能看起来很奇怪，但它们对于患者们而言可能非常重要。例如，有些患者希望在临终时播放某种音乐。一般情况下，患者对于死亡后他们的遗体应该如何处理，或者墓地的环境等，会有非常具体的要求。

还可以采用一些其他的方式来维护患者的自尊。比如在病床旁放一些患者在健康时拍的照片，可以在患者身旁放一些可以象征患者的东西（例如，患者的子女在骑摩托车、锻炼、穿着工作服、在学校等的照片）。这会引起工作人员的兴趣和尊重，从而提升患者的自尊。

加深与所爱之人的联系

研究表明，垂死的患者往往非常希望能够加强与亲人的关系，这种接触也许需要被鼓励。有时，患者家属会组织，但有时也需要医生来给他们提出建议，比如允许他们来探望患者或是带孩子来，或是做一些对患者有意义的事情，如播放音乐等。患者也有可能希望与家人讨论临终治疗，这样的讨论可以让他们的心贴得更近。

你可能会发现，患者对如何处理好身后事非常纠结，有时其实是患者想要谈一下自己的想法、感受和一些记忆，不仅仅是和精神科医生，也包括自己的家人。患者可能会因为过去发生的一些事，想要得到谅解或给予他人宽恕。在一些情况下，鼓励患者写信给家庭成员（尤其是儿童）是非常有用的。当患者还保持清醒并且寿命还有较长时间的时候，他可能会想要写一本日记或用录音记录一份日记，送给不在他身边的家人。对于想要和所爱之人"继续生活"的患者来说，这是非常有帮助的，也有助于其家人。

与临终有关的生理方面的事宜

姑息治疗

姑息治疗着重于减轻患者的疼痛和所受的折磨，给患者带来生理和心理上的宽慰。姑息治疗经常需要团队合作，动用治疗医生、家人和其他健康护理专业人员（包括精神健康专业人士、社会服务人员和神职人员）。姑息治疗的目的就是尽力提高患者最后一段生命的质量。

医生和护士都应接受一些关于姑息治疗原则的培训，一些医院就有专门从事这方面医疗的专家或团队。作为一名精神科医生，应该在必要的时候为患者辩护，并确保采取适当的措施来尽可能地减轻患者的病痛。

绝大多数患者本不必饱受着疼痛离开这个世界。患者和工作人员之间需要进行充分的沟通，以确保能够有效地控制病痛。当患者疼痛难耐时，相较于"必须时"才给患者开止痛药，更应该的做法是给患者开常规剂量的止痛药。患者和医生需要知道，不必担心临终患者对麻醉剂产生依赖性。有时患者可能认为不必完全止住疼痛，因为他们想要保持清醒，以便和家人、朋友（或与精神科医生）交流。您需要对止痛药以及用于止痛的附属技术相当熟稔，如深呼吸、自我催眠、引导想象、冥想等。

在与患者谈话的过程中，可能会发现其他一些需要解决的姑息治疗的问题。医生完全可以发挥联络的功能，把合适的医嘱写下来，实施适当的医疗护理以缓解患者的痛苦，如正确的肠道护理。便秘是止痛药常见的不良反应，而这不应被认为是一个很小的医疗问题，因为它可能会给患者造成巨大的痛苦。一些看起来很不起眼的小事儿（如皮肤护理、如厕、调整患者的身体姿势）其实都很重要，它们都是让患者感到舒适的根本，应该关注到患者在这些问题上的担忧。呼吸问题是至关重要的，有时也非常难以处理。呼吸困难是最可怕的经历之一，此时，鼓励患者使用床边的氧气。作为"拒绝心肺复苏（donotresuscitate，DNR）"插管治疗和人工呼吸的一些决定，最好在患者治疗前期就确定下来。

值得注意的是，当要求给重病或临终患者做"能力评估"时，不应仅限于去解决看得见的问题（正如我们所希望的，被叫去评估心脏杂音的心脏科医生，同时还应该处理与心脏有关的其他问题）。一次简单的能力评估经常会引出一个能影响临终所有决定的问题。

自居作用和其他的"反移情"

通常，有一些临床经历或人生经验的人，才能轻松应对与临终患者相关的工作。尽力与几个此类患者保持紧密的联系（这些患者也会从联系中获益），这是一名联络会诊精神科医生工作中很重要的一部分。这可使在会诊过程中与医生、护士的交流沟通更加有效，因为他们可能在工作中受到来自临终患者的困扰。医务人员自身甚至都没有意识到，有时候他们会不自觉地排斥那些将要去世的患者。查房的时候，他们可能只是站在门口，甚至都不会进去和患者交谈。

这种行为或许是合理的，因为"这个患者的生命即将结束，我们也做不了太多"。但这种回避行为更可能是因为医护人员他们自身难以直面死亡。这提醒我们，作为治疗者要意识到我们自己的不足和局限。它还使我们不得不直面自己也注定死亡的命运，并意识到我们自己最终也必须面对失去所爱之人这一事实。探望一个临终患者可能会使你想起自己的至亲离世时曾经历的痛苦。本书的其中一位作者，在其父亲去世约 6 个月后，依然很难去面对临终的患癌老人。

因为绝大多数医生都缺乏应对临终患者的经验，所以我们强烈建议：与可能面对垂死患者的同事联系，定期与他们见面，比方喝一杯咖啡，以便进行讨论和监督。并告诉他们，应对临终患者是一项技术活，需要实践和指导。让他们展示一些与患者的日常接触的互动（确切的话是"她说，我说，等等"）。让他们尽可能每天都到患者病房里坐几分钟，然后把他们的对话给你复述一遍，以供你们讨论。

当然，作为一名联络会诊精神科医生，曾经与临终患者建立过紧密的联系，可以利用这些经历，提出一些支持性的建议，从而能帮助同行理解他们的患者，并更有效地与垂死的患者相处。即便是再忙的同事，也会非常乐于接受你想合作的意愿，千万不要低估他们的接受能力。

这种关于病例的"督导"或"讨论"的提议不应局限于帮助医生，因为护士通常才是最了解患者的人。许多与垂死的患者及其家人一起工作的人非常熟练并且富有同情心，但尽管如此，做一名督导或"传声筒"的类似提议往往会受到赞赏，对于社会工作者也是如此。这样的时间投入往往会使医生与患者建立良好的关系并带来巨大的回报。有时候，我们在和同事沟通这些困难情况时学到很多东西。下面的案例展示了一个年轻的同事如何利用他的生活经验和洞察力来处理一个非常困难的事件。

案例：一位住院医生的同理心

一个30多岁的男性在一场车祸中多处受伤，最终也没能醒过来，在急诊室中离开了这个世界。患者的母亲变得歇斯底里，失去了控制，没人能让她平静下来。当这位母亲大声尖叫并斥责医院、医生和医疗系统时，唯有一位刚工作一年的住院医生和她待在急诊室里。患者的母亲说了很多斥责、攻击医生和医院的话，然而这位医生一直耐心地待在她身边，之后他轻轻地问这位母亲，有什么事是他可以帮忙做的。母亲说："有，把这该死的管子从他嘴里拿开（母亲想要把气管内导管从儿子口中移出）。"尽管这位医生知道这样做并不符合常规流程，因为验尸员才有权移除管子，但这位医生还是当着母亲的面把管子拿开了。然后他转过身问这位母亲，是否愿意帮他一起清理遗体。她同意了，这位医生遂让护士拿来一盆水，并让这位母亲给她儿子擦脸。医生一直陪在这位母亲身边，直到她离开。在这之后，当联络会诊精神科医生问他，当时他是什么感受以及他是如何能做到这些的，他讲述了这样一个故事：最近，这位医生最好的朋友去世了。他在伤心之余反复思考，这对于朋友的母亲来说该有多痛苦，如果自己也像好朋友这样离去，又会给自己的母亲带来怎样的影响。他还记起当时好朋友的母亲说了很多次，她说在儿子去世后看到那些管子还插在儿子嘴里，感到非常恼怒。在这次急诊事件发生后，这位住院医生一直担心他做错了，尤其是把管子拿开这件事。直到联络会诊精神科医生告诉他，他做得很好时，他终于释怀了。甚至当我们向住院医生培训的主管称赞了他（之后这位主管再次肯定了他之前做得很好）时，他看起来更加安心了。

丧亲

　　人们在亲友死亡后会有很长一段时间处于悲痛的状态。痛苦是人们对失去亲友的正常反应之一。联络会诊精神科医生需要经常与临终患者的家人、朋友打交道，可能还会需要向他们转达患者过世的噩耗。不过多数情况下，这都是治疗医生的责任，由他们负责给家属传达患者的死亡通知。需要知道，不同的宗教、文化都有各自的仪式和惯例，这对于患者及其家属非常重要。处于悲痛中的人可能会感受到愤怒、内疚、焦虑、伤心和绝望。人们在所爱之人去世后不久可能经常会听到逝者的声音，这实际上只是幻觉；有的人甚至会看到已故人的身影在眼前一闪而过，这也只是视幻觉。可能出现的症状还包括睡眠出现问题、食欲改变或出现身体症状（可能是对逝者的认同或自己疾病的恶化）。处于悲痛中的人，即便是那些自我调节很好的人，也常常会在想到逝者时痛哭。还会伴随出现腹痛和呼吸困难。这种反应是很强烈的，在失去亲友后的几周到几个月之后更是如此。因为丧失亲友而处在悲痛中的时间以及悲痛的程度是多变的，也是无法预测的。持续时间甚至可长达一年。

联络会诊的可能性

　　1. 在住院服务中，既能发挥联络会诊精神科医生的作用，又能和应对临终患者的医务人员定期合作的科室是肿瘤科。

　　2. 重症监护室、烧伤科、人类免疫缺陷病毒科也会有大量涉及临终患者及其家属的机会。

3. 只要与医院急诊科达成一致，保证自己随叫随到，也会有机会接触到突然死亡的患者及其家属，并且能与医务人员交流，使他们在这一方面获益匪浅。

4. 姑息治疗服务及姑息治疗团队是联络会诊精神科医生接触疾病晚期患者的另一个理想的渠道。

5. 临终关怀项目给那些对临终患者感兴趣的精神科医生提供了一个绝佳的机会。

Appendix: Related Internet Websites

The authors would like to thank Dr. George Alarado who was a medical student at New York Medical College for his assistance in compiling this list for the first edtion and Mr. Khan Fakhar a New York Medical College medical student for his assistance in revising theWeb site list for this second edition.

THESE WEBSITES ARE A GOOD REFERENCE FOR TOPICS PRESENTED IN ALL CHAPTERS

American Psychiatric Association

http://www.psych.org/

American Psychological Association

http://www.apa.org

National Institute of Mental Health

http://www.nimh.nih.gov

CHAPTER 1—PRINCIPLES OF CONSULTATION-LIAISON PSYCHIATRY

Introduction

Academy of Psychosomatic Medicine

Onsite information about C–L Practice and residency guidelines.

Linked to Psychosomatics, online journal of C–L psychiatry.

http://www.apm.org/

Psychiatric Disorders

Internet Mental Health

Information about different psychiatric disorders with links related to
Internet sites.

http://www.mentalhealth.com/fr20.html

Psychology Self-Help Resources on the Internet

Listing of links pertaining to various mental disorders.

http://www.psywww.com/resource/selfhelp.htm

Karolinska Institute

Another collection of links pertaining to mental disorders.

http://www.mic.ki.se/Diseases/f3.html

CHAPTER 2—PSYCHOCARDIOLOGY

American Heart Association

Lay site with section for professionals. Searchable for anxiety,
depression, and related to heart disease.

http://www.americanheart.org

Psychosomatics

Article discussing psychological factors and heart disease.

http://psy.psychiatryonline.org/cgi/content/full/41/4/372

Archives of Internal Medicine

Article on psychological factors and heart failure; plus links
to related articles.

http://archinte.ama-assn.org/cgi/content/abstract/162/5/509

CHAPTER 3—PSYCHOONCOLOGY

Anxiety and Depression

National Cancer Institute

Description of the causes and treatment of anxiety experienced by cancer patients.

http://www.cancer.gov/cancertopics/pdq/supportivecare/anxiety/
patient

International Union Against Cancer (UICC) World Cancer Congress

Psychiatric treatments: overview and effectiveness.

http://2006.confex.com/uicc/uicc/techprogram/P842.HTM

American Cancer Society

Link to "Coping with Cancer" section. Searchable, with sections for patients and professionals.

http://www.cancer.org/docroot/mbc/mbc 4x anxiety.asp?sitearea=
mbc&level=1

Pain Management

International Psycho-Oncology Society

Provides many links to information on support groups and pain management for cancer patients.

http://www.ipos-society.org/survivors/links/pain.htm

Smoking

Medline Plus

Information on smoking cessation.

http://www.nlm.nih.gov/medlineplus/smokingcessation.html

CHAPTER 4—PSYCHONEPHROLOGY

Kidney Disorders

Kidney Patient News

Links to many kidney disease groups' websites.

http://www.kidneypatientnews.org/links.html

Medline Plus

End stage renal disease information.
http://www.nlm.nih.gov/medlineplus/ency/article/000500.htm

National Kidney Foundation

General information about kidney disorders.
http://www.kidney.org/kidneyDisease/

Promoting Excellence in End-of-Life Care

A website with links to information about end stage kidney disease and dialysis.
http://www.promotingexcellence.org/i4a/pages/Index.cfm?pageID= 3863

Dialysis

E-Medicine

Encephalopathy, dialysis.
http://www.emedicine.com/med/topic665.htm

CHAPTER 5—PSYCHOLOGICAL CARE OF THE BURN AND TRAUMA PATIENT

Burns

Medline Plus

Information on burns.
http://www.nlm.nih.gov/medlineplus/burns.html

Phoenix Society for Burn Victims

Website connecting burn survivors, their loved ones, and burn care professionals with valuable resources.
http://www.phoenix-society.org/

Post-traumatic Stress Disorder

SAMHSAs National Mental Health Information Center

Website provides physicians with information to explore a variety of roles in disaster response and recovery as well as tools to better assess and treat the needs of their patients.

http://www.mentalhealth.samhsa.gov/publications/allpubs/sma95–3022/default.asp

National Center for Post-traumatic Stress Disorder

Disaster Mental Health Services: A Guidebook for Clinicians and Administrators: includes sections dealing with adults, children, and psychopharmacology.

http://www.ncptsd.org/treatment/disaster/index.html

Fenichel's Current Topics in Psychology

Trauma resources; numerous links on various aspects of trauma, with emphasis on 9/11.

http://www.fenichel.com/trauma.shtml

CHAPTER 6—PSYCHOLOGICAL CARE OF THE OBSTETRICS/GYNECOLOGY PATIENT

Women's Mental Health

A good reference website for all of the topics discussed in this chapter.

www.womensmentalhealth.org

Pregnancy and Postpartum Depression

Postpartum Depression

Many links for information on postpartum depression.

http://www.psycom.net/depression.central.post–partum.html

e-Medicine

Information on hyperemesis gravidarum.

http://www.emedicine.com/emerg/topic479.htm

Psychiatric Times

Article on psychiatric disorders during pregnancy.

http://www.psychiatrictimes.com/p030117.html

CHAPTER 7—PSYCHIATRIC ASPECTS OF WOMEN'S HEALTH

Women's Mental Health

A good reference website for all of the topics discussed in this chapter.

www.womensmentalhealth.org

CHAPTER 8—PSYCHIATRIC ASPECTS OF GASTROEN-TEROLOGY

Peptic Ulcers

Intellihealth

Search for stress and peptic ulcers.

http://www.intellihealth.com/IH/ihtIH/EMIHC000/24479/21923/
253296.html?d=dmtSimple

Irritable Bowel Syndrome

About Irritable Bowel Syndrome

Neurobiology of stress and emotions related to irritable bowel syndrome.

http://www.aboutibs.org/publications/stress.html

Liver Disease

Merck Manual

Alcoholic liver disease.

http://www.merck.com/pubs/mmanual/section4/chapter40/40a.htm

Eating Disorders

National Eating Disorders Association

Eating Disorders Information Index
http://www.nationaleatingdisorders.org/p.asp?webpage ID=294

CHAPTER 9—PSYCHIATRIC ASPECTS OF ENDOCRINO-LOGY AND AUTOIMMUNE DISORDERS

Thyroid Disease

Medline Plus

Thyroid disorders.
http://www.nlm.nih.gov/medlineplus/thyroiddiseases.html

Thyroid Information

Search for depression, related topics.
http://www.thyroid–info.com/articles/cohendepression.htm

Diabetes

American Diabetes Association

"For Professionals" section with access to relevant journals.
Searchable.
http://www.diabetes.org/home.jsp

National Institute of Diabetes, Digestive, and Kidney Disorders

Search for psychology, depression, and so on.

http://www.niddk.nih.gov

Chronic Fatigue Syndrome and Fibromyalgia

Medline Plus

Chronic fatigue syndrome.

http://www.nlm.nih.gov/medlineplus/chronicfatiguesyndrome.html

Chronic Fatigue Syndrome and Fibromyalgia Forum

http://www.co-cure.org/

Systemic Lupus Erythematosus

Lupus Foundation of America

Depression in lupus information.

http://www.lupus.org/education/brochures/depress07.html

CHAPTER 10—PSYCHIATRIC ASPECTS OF NEUROLOGIC DISORDERS

Stroke

National Stroke Association

Lay site with section for professionals.

http://www.stroke.org/

TSAO Foundation

For caregivers; coping with psychology of stroke patients.

http://www.tsaofoundation.org/caregivers/stroke06.html

Dementia

Medline Plus

Dementia

http://www.nlm.nih.gov/medlineplus/dementia.html

Neurology Channel

Dementia

http://www.neurologychannel.com/dementia/index.shtml

Multiple Sclerosis

UCSF Multiple Sclerosis Center

Health psychology of multiple sclerosis.

http://mscenter.ucsf.edu/psychology.htm#health psychology

CHAPTER 11—PSYCHIATRIC ASPECTS OF SURGERY AND TRANSPLANTATION

American Society of Plastic Surgeons

Psychological aspects of plastic surgery.

http://www.plasticsurgery.org/public education/procedures/
psychological aspects.cfm

e Medicine

Psychological aspects of plastic surgery.

http://www.emedicine.com/ent/topic36.htm

Critical Care Nurse

Psychiatric aspects of transplantation.

http://www.aacn.org/aacn/jrnlccn.nsf/
c54ad59fdf5d6228882565a0006a1369/
895f91ba7ae85fe3882567830071110f?OpenDocument

Psychosomatic Medicine

Hemodynamic and emotional responses to a psychological stressor
after cardiac transplantation.

http://www.psychosomaticmedicine.org/cgi/content/full/63/2/289

Medscape

Psychological aspects of transplantation.

http://www.medscape.com/viewarticle/436541 print

Virginia Commonwealth University

Psychological assessment and care of organ transplant patients.

http://www.vcu.edu/psych/files/JCCP%202002.pdf

CHAPTER 12—HUMAN IMMUNODEFICIENCY VIRUS/ ACQUIRED IMMUNODEFICIENCY SYNDROME PSYCHIATRY

Human Immunodeficiency Virus and Acquired

Immunodeficiency Syndrome

Human Immunodeficiency Virus Clinical

Resource—New York State Acquired Immunodeficiency

Syndrome Institute

www.hivguidelines.org

Johns Hopkins Acquired Immunodeficieny Syndrome Service

Information on epidemiology, prevention, practice guidelines, as well as related links.

http://www.hopkins-aids.edu

Center for Disease Control

Topics covered include basic science, surveillance, vaccine resources, and prevention tools.

http://www.cdc.gov/hiv/dhap.htm

AIDSMEDS.COM

Depression and HIV.

http://www.aidsmeds.com/lessons/Depression1.htm

CHAPTER 13—SOMATOFORM DISORDERS, FACTITIOUS DISORDERS, AND MALINGERING

Somatization Disorder

American Academy of Family Physicians

Practical diagnosis of somatization.

http://www.aafp.org/afp/20000215/1073.html

Medline Plus

About somatization disorder.

http://www.nlm.nih.gov/medlineplus/ency/article/000955.htm

e Medicine

Somatization disorder.

http://www.emedicine.com/ped/topic3015.htm

Factitious Disorder

Merck Manual

Factitious disorder (Munchausen's).

http://www.merck.com/pubs/mmanual/section15/chapter185/185d.htm

e Medicine

About factitious disorder.

http://www.emedicine.com/MED/topic3125.htm

CHAPTER 14—PAIN MANAGEMENT

Pain Management

National Pain Education Council

Information about the clinical management of pain; free registration.
http://www.npecweb.org/

American College of Physicians–American Society of Internal Medicine

Ten questions to identify drug–seeking patients.
http://www.acponline.org/journals/news/apr02/drug seeking.htm

American Academy of Pain Management

http://www.aapainmanage.org/

Pain.com

http://www.pain.com

American Pain Foundation

http://www.painfoundation.org/

Beth Israel Department of Pain Medicine and Palliative Care

http://www.stoppain.org/

American Academy of Pain Medicine

Good list of Internet resources.
http://www.painmed.org/

CHAPTER 15—CAPACITY DETERMINATION

Capacity and Informed Consent

American Academy of Family Physicians

Evaluating patient capacity in practice.
http://www.aafp.org/afp/20010715/299.html

Wikipedia

Informed consent.

http://en.wikipedia.org/wiki/Informed consent

Northwestern—Legal Issues

Medical decision capacity.

http://endlink.lurie.northwestern.edu/legal issues/capacity.cfm

American Medical Association

Informed consent.

http://www.ama–assn.org/ama/pub/category/4608.html

CHAPTER 16—PSYCHODYNAMIC ISSUES AND PSYC-HOTHERAPY IN THE CONSULTATION-LIASION SETTING

Psychotherapy

The Royal College of Psychiatrists

Types of psychotherapy.

http://www.rcpsych.ac.uk/mentalhealthinformation/therapies/
psychotherapy.aspx

PsychNet—United Kingdom

Directory of psychotherapy links (four pages total).

http://www.psychnet–uk.com/psychotherapy/psychotherapy_
general1.htm#psychotherapy

CHAPTER 17—SUBSTANCE ABUSE ISSUES IN THE MEDICAL SETTING

Substance Abuse

Prevline

SAMHSA' s National Clearinghouse for information on alcohol and
drugs.

http://www.health.org/

Medline Plus

Substance abuse.

http://www.nlm.nih.gov/medlineplus/substanceabuse.html

American Academy of Addiction Psychiatry

http://www.aaap.org/

Med Bio World

Listing of useful links regarding substance abuse.

http://www.sciencekomm.at/med/assoc/addiction.html

CHAPTER 18—DISASTER PSYCHIATRY

New Resources and Materials

Church Disaster Mental Health Project

This website provides active outreach and education to pastors and church leaders regarding disaster response and recovery.

http://www.churchdisasterhelp.org/index.html

Special Populations: Emergency and Disaster Preparedness

This National Library of Medicine web page provides links to selected websites featuring emergency preparedness for special populations, including people with disabilities, older adults, children, and women.

http://sis.nlm.nih.gov/outreach/specialpopulationsanddisasters.html

Research Education Disaster Mental Health (REDMH)

The website provides research summaries, instructional materials, information on REDMH mentoring programs, and resources for disaster mental health researchers.

http://www.redmh.org/index.html

The National Survey on Drug Use and Health Report:Impact of Hurricanes Katrina and Rita on Substance Use and Mental Health

This special issue presents two analyses related to the prevalence of substance use and mental health issues before and after Hurricanes Katrina and Rita in the gulf State disaster area.
http://download.ncadi.samhsa.gov/prevline/pdfs/NSDUH08–0131.pdf

The British Journal of Psychiatry

Biochemical terrorism.
http://bjp.rcpsych.org/cgi/content/full/183/6/491

Yale University

Bioterrorism resources.
http://info.med.yale.edu/library/subjects/bioterrorism.html

Disaster Psychiatry Outreach

Links to several educational resources.
http://www.disasterpsych.org/Default.aspx?PageID=10

CHAPTER 19—DEATH, DYING, AND BEREAVEMENT

End–of–Life Care

Growth House

Information and resource on end–of–life care.
http://www.growthhouse.org/

Center to Advance Palliative Care

Last Acts is a campaign to improve end–of–life care by a coalition of professional and consumer organizations with excellent search capacity in palliative care and other related topics.

http://www.lastacts.com

Medline Plus

Search for "death and dying."
http://www.nlm.nih.gov/medlineplus/

中英文名词对照

A

Acetaminophen
扑热息痛

Acute intermittent porphyria (AIP)
急性间歇性卟啉病（AIP）

Acute stress disorder
急性应激障碍

Acute suicidality
情况危急的自杀倾向

Addison's disease
阿狄森氏病

Adjuvants
佐剂

Adrenal gland dysfunction
肾上腺功能障碍

Adrenocorticotropic hormone (ACTH)
促肾上腺皮质激素

AIDS.
获得性免疫缺陷综合征

AIDS surveillance data
AIDS 监测数据

Alcohol-abusing patients
酒精滥用患者

Alcoholism
酗酒者

Alcohol withdrawal syndrome
酒精戒断综合征

Alexithymia
述情障碍

Aluminum-free dialysate
不含铝的透析液

Amitriptyline
阿米替林

Amlodipine
氨氯地平

Amnestic disorders
记忆障碍

Amputations
截肢

ANA test
抗核抗体检测

Anger
愤怒

Anger control
愤怒控制

Angiotensin-converting enzyme (ACE) inhibitors
血管紧张素转化酶（ACE）抑制剂

Anorexia nervosa
神经性厌食症

Antiarrhythmics
抗心律失常药

Domestic abuse
家庭虐待
Domestic violence
家庭暴力
Domino transplants
多米诺移植
Donepezil
多奈哌齐
Dysequilibrium syndrome
失衡综合征
Dysmorphophobia
畸形恐惧症
Dystonia
肌张力障碍

E

Ear, nose, and throat (ENT) cancer
programs
耳鼻喉（ENT）癌症案例
Eating disorders
进食障碍
Ebstein malformation
三尖瓣下移畸形
Elective abortion
人工流产
Electroconvulsive therapy(ECT)
电休克疗法（ECT）
Embryo transfers
胚胎移植
Endocrinology
内分泌
Endometrial cancer
子宫内膜癌

End-stage renal disease (ESRD)
终末期肾病
Epstein-Barr virus (EBV)
EB 病毒
Equianalgesics
等剂量止痛药
Esophageal dysfunction
食管功能障碍

F

Factitious disorders
做作性障碍
Famotidine
法莫替丁
Fibromyalgia
纤维肌痛
Flecainide
氟卡尼
Floppy baby syndrome
松软婴儿综合征
Fluoxetine
氟西汀
Folstein Mini-Mental Status
Examination
Folstein 简易精神状态检查量表
Functional mental disorders
功能性精神障碍
Functional (nonulcer) dyspepsia
功能性（非溃疡性）消化不良

G

Gabapentin
加巴喷丁

经前期综合征（PMS）

Prisoners

服刑人员

Procainamide

普鲁卡因酰胺

Propoxyphene

丙氧芬

Propranolol

普萘洛尔

Prostate cancer

前列腺癌

Prostate-specific antigen (PSA)

前列腺特异性抗原（PSA）

Prothrombin

凝血酶原

Pseudodementia

假性痴呆

Pseudologica fantastica

幻想性谎语癖

Psychiatric comorbidity

共病精神疾病

Psychiatric consultation

精神科会诊

Psychiatric disorders during pregnancy

妊娠期间的精神疾病

Psychocardiology

双心医学

Psychonephrology

心理肾脏病学

Psychooncology

心理肿瘤学

Psychopharmacology

精神药理学

Psychopharmacotherapy

精神药物治疗

Psychosis

精神错乱

Psychosomatic medicine rotation

心身医学轮转

Psychostimulants

精神兴奋剂

Psychotherapy

心理疗法

psychodynamic life narrative method

心理动力人生叙事疗法

Psychotropic medication

精神药物治疗

Q

Quetiapine

喹硫平

R

Radioactive isotope tests

放射性同位素检测

Railroad track surgical scar

铁轨式手术瘢痕

Ranitidine

雷尼替丁

Relaxation techniques

放松技术

Reserpine

利血平

Respiratory depression

呼吸抑制

Sucking difficulties
吸吮困难

Suicidality
自杀

Supportive psychotherapy
支持性心理疗法

Support systems
支持系统

Surgery
外科手术

Surrogate pregnancy
代孕

Systemic lupus erythematosus
系统性红斑狼疮

T

Tacrine
他克林

Temazepam
替马西泮

Terminally ill patients
临终患者

Thioridazine
甲硫达嗪

Third party parenting
有第三方参与的生育情况

Thorazine
氯丙嗪

Thyroid disease
甲状腺疾病

Thyroid-stimulating hormone (TSH)
促甲状腺激素

Thyroxin
甲状腺素

Time-limited psychotherapy
限时心理疗法

Topiramate
托吡酯

Transplantations
移植

Trauma/ burn injuries
创伤 / 烧伤

Traumatic event
创伤事件

Trazodone
曲唑酮

Trepacz Delirium Rating Scale
Trepacz 谵妄量表

Tricyclic antidepressants (TCAs)
三环类抗抑郁药（TCAs）

Trifluoperazine
甲哌氟丙嗪

Triglycerides
甘油三酯

Type A personality with CAD
有冠状动脉疾病的 A 型人格

U

Ulcerative colitis (UC)
溃疡性结肠炎（UC）

Unwanted pregnancy
意外妊娠

Urinalysis
尿检

V

Valproate
丙戊酸钠

Valproic acid
丙戊酸

Vascular dementia (VD)
血管性痴呆（VD）

Venlafaxine
文拉法辛

Verapamil
维拉帕米

Vomiting
呕吐

W

Warfarin
华法林

Wilson's disease
威尔逊氏病

Z

Ziprasidone
齐拉西酮